長期メインテナンスに強い歯科医院の院長が説く

患者さんと長くお付き合いできる歯科医院づくりのノウハウ28

著　河野正清　杉山精一　田中正大
齋藤　健　川嶋　剛

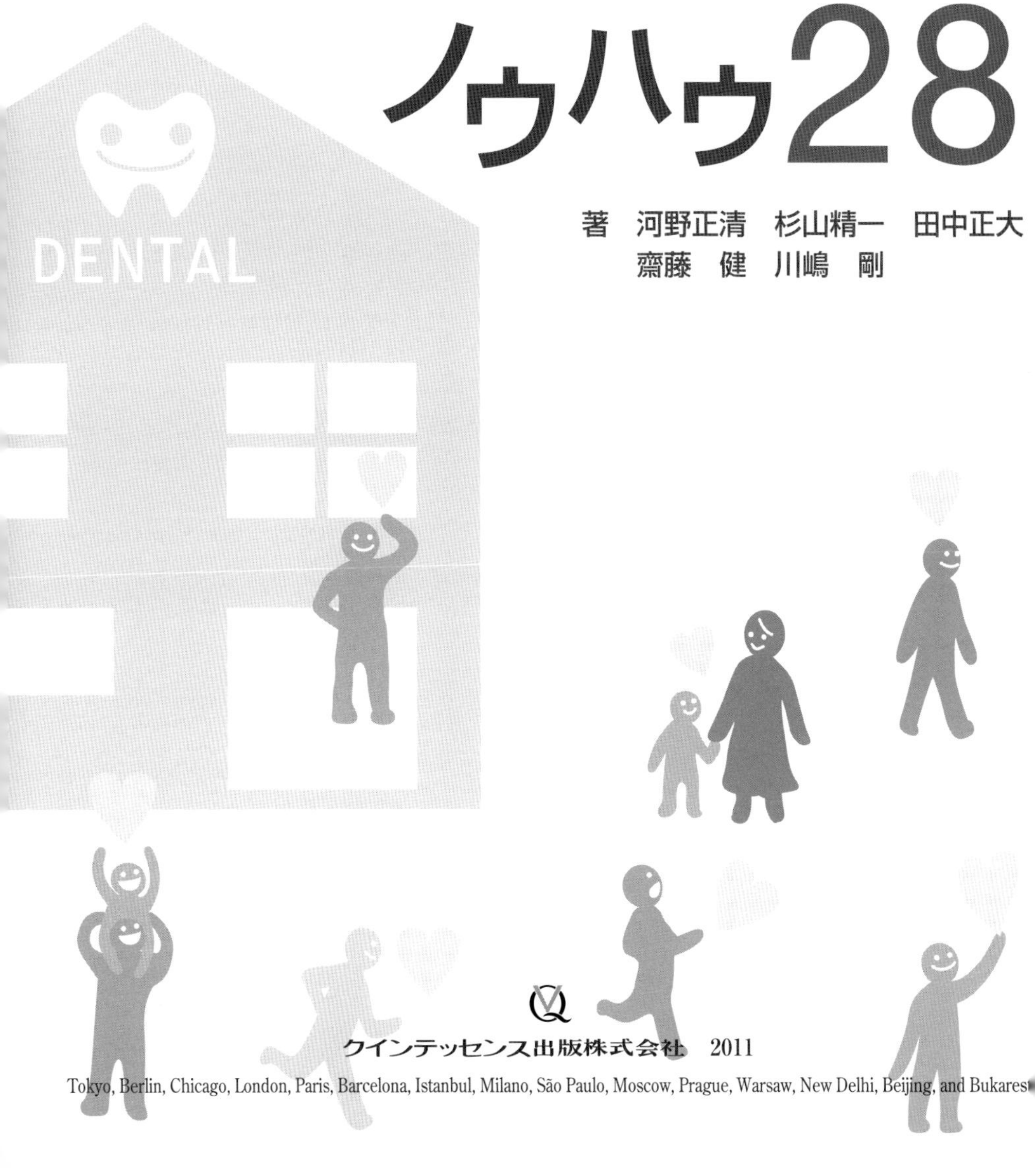

クインテッセンス出版株式会社　2011
Tokyo, Berlin, Chicago, London, Paris, Barcelona, Istanbul, Milano, São Paulo, Moscow, Prague, Warsaw, New Delhi, Beijing, and Bukarest

はじめに

「歯科医師の未来は暗い」「歯科は構造不況業種だ」と言われるようになって久しくなりました。しかしその一方で、歯科疾患実態調査からは年齢とともに充填補綴歯数が増加し、喪失歯数もいまだに増加しています。治療の繰り返しの結果、多くの歯を失って不自由な状況に陥っていくさまが、目に浮かびます。もちろんインプラント治療が普及することで、高額な治療費さえ出せれば機能回復は可能となりました。しかしそれは本当に国民が望むことなのでしょうか？　スエーデンのアクセルソン博士による報告によると、三〇年に渡るメインテナンス治療の結果、九八％の歯は保存できたとされています。自分が治療を受ける国民の側にいるとしたら、あなたはどちらを望みますか？　疑問の余地なく、きっと後者でしょう。しかし残念ながら、日本の多くの歯科医院では、きちんとしたメインテナンス治療を提供し、長期間国民の歯を守っていくことができる状況になっていないようです。これは、国民に対する冒涜どころか犯罪に等しいと言っても過言ではないでしょう。一刻も早く、自分の診療所がきちんとしたメインテナンス治療を提供できるように医院改革を実行し、多くの診療所で多くの国民の歯を守り育てていけるようになることが、歯科医師としての責務であると筆者は考えています。

とはいえ、『メインテナンス治療』とひと言で言うのは簡単でも、実際に実践しようと試みると「わからないこと」や「うまくいかないこと」ばかりで、挫折してしまう診療所も多いと聞きます。それには二つの原因が考えられます。一つめは、**治療中心の歯科医療ではまったく考える必要のないコンセプトとシステムがたくさん必要になってくるので、それをバランスよく組み立てていく必要があり、知恵と忍耐が必要になること**。二つめは、**「一つ一つのコンセプトとシステムを、どのように理解して、どのように実践していくと成功できるのか？」を教えてくれる教科書が存在せず、困難を克服するためには自分で考えて自分でやっていくしかなかったから**、です。本書はまさしくこの二つの原因を解決する教科書となるものです。本書により、多くの診療所がきちんとしたメインテナンス治療の提供が可能になり、多くの国民に利益と幸福をもたらすようになるでしょう。

なお、口腔の健康を守り育てていける歯科医療の実践は、歯科医師側にも利益と幸福をもたらすようになります。なぜなら、治療中心の歯科医療は『病気』を対象にしていますが、口腔の健康を守り育てていける歯科医療は『健康』を対象としているので、今までとはまったく違うマーケットが生まれてくるからです。

若い歯科医師や歯科学生が、「歯科医師の未来は暗い」なんて思うことなく、未来に夢と明るい希望を持ちながら勉強や臨床に励むことが可能となるように望む次第です。

著者代表　河野正清

はじめに

もくじ

目次

もくじ

もくじ

もくじ

●実録

●コラム——歯科衛生士のナマ声・聞いてみました

「どんな思いで講習会に参加している?」

「講習会・セミナー参加を活かす方法」

イラスト　山田美穂

もくじ

本書が伝えたい「ヘルスケア歯科医療」とは

【本書に出てくる2つの診療形態】

本書には、「従来型」「ヘルスケア型」という二つの診療形態が出てきます。「ヘルスケア型」とは、後述する「ヘルスケア歯科医療」を実践する診療室、またはその診療形態そのものを指します。「従来型」とは、主訴対応、治療中心、早期発見&早期治療に代表されるような診療形態を指します。

【従来型の歯科医療を、本当に患者さんは望んでいる?】

従来型の歯科医療は、次のような歯科医療をいいます。

・何か口腔内に問題が起こった患者さんが来院し、その主訴を解決する。
・ついでに他の問題もあれば治療する。
・時には最後に歯石を取って、「何かあったらまた来て下さいね」と終了する。
・定期検診を勧めるが、それは問題を早く見つけて「治療」するため。
・う蝕や歯周病などの根本的な問題が解決されていないので、しばらくするとまた同じことを繰り返す。

・時間とともに修復済みの歯、喪失歯が増加していく。

これを歯科界の現状と照らし合わせて考えてみましょう——従来型の診療を続けることは、将来の明るい見通しにつながるでしょうか？

患者さんも私たちも、それぞれが一生懸命がんばったにも関わらず、結果的に、歯がなくなり、お金もなくなり、人工物が増えていくのでは、お互い不幸です。患者さんはこれを心から望んでいるわけではなく、別の方法を知らされていないので、仕方なしに受け入れているだけでしょう。本当は、誰もが（口腔を含めた）健康を心配することなく生涯を送っていきたいと思っているはずです。歯科医療はそのような「人々の健康な生活の営みを支援すること」にもっと重点が置かれるべきではないかと、筆者らは考えています。

【ヘルスケア型は、患者さんも医療従事者も幸せになれる】

では患者さんも私たちも、もっと幸せになれる歯科医療というものはないものでしょうか？　その答えの一つが「ヘルスケア歯科医療」だと筆者らは考えています。

ヘルスケア歯科医療を実践する診療室では、患者さんが来院されたとき、痛みを取るなどの応急処置は別として、いきなり治療を始めることはありません。もちろん患者さんの同意が大前提ですが、まずは必要な問診、検査や資料（歯周組織検査、全顎エックス線写真撮影、口腔内写真撮影、現症の記録など）の採得を行い、それらを十分に検討したうえで、現在の情報、将来のリスク、これからどのように治療して生涯歯の健康を守っていくかを、本人に（小児の場合は保護者にも）しっかりと伝えます。

たとえば歯周病がある場合は、歯周基本治療を行い、再評価して改善が認められてから修復処置に入ります。修復処置が終わったら、メインテナンスに移行します。もちろん思ったとおりにいかず妥協的にメインテナンスをしていく場合もありますが、患者さんにはしっかりと説明し、辛抱強く関わり続けます。

従来型と、まったく異なることがおわかりいただけますでしょうか？　それではもう少し詳しくヘルスケア歯科医療についてご紹介しましょう。

ヘルスケア歯科医療は次の四つ――**記録を採る、情報提供する、チームとして対応する、関わり続ける・支援する**、を基本としています。

私たちが対応するう蝕や歯周病は、生活習慣に深くかかわっているため、普段の行動を患者さん自身の力で変えていけるようにしっかりと支援し、そして適切な時期に、情報提供を繰り返していくような歯科医療が必要になります。そのためには、患者さんにも変化が容易にわかるような臨床の記録を継続的に蓄積して、評価していかなければなりません。ゆえにヘルスケア歯科医療は、**記録を取ること、情報提供することを重要視しています。**

しかし、患者さんはいくら自分自身のこととはいえ、一度に大量の情報を理解することは難しいでしょう。また、各ライフステージによって、口腔の背後にある個人・家族・社会といった環境は常に変化します。ゆえにヘルスケア歯科医療では、その場かぎりではなく、**継続的に患者さんに関わり続け、寄り添い、人生の伴走者としてともに歩んでいく姿勢（支援する姿勢）を大切にしています。**

このような歯科医療を展開するには、院長主導よりは、歯科衛生士、歯科技工士、歯科助手、受付などを含めた**一つの医療チームとしての取り組みが不可欠**になります。また、それを支える診療システムもしっかりと整えなければなりません。院長だけがわかっていても絶対にうまくいきません。なぜならチーム医療とは、患者さんからの電話を受けるところから始まり、歯科医院に入ってから出るまでのすべてだからです。

＊＊＊

もちろん患者さんには多様なニーズがありますから、これがベストで他はダメということではありません。年中無休、夜間診療、早い、安い、いつでもかかれるなどの診療所があってもよいですし、ある分野に特化している診療所もあってよいと思います。要は患者さんの選択です。

ただ、生涯にわたって健康な歯列を維持し、快適な咀嚼と自由な会話、そして若さと尊厳に満ちたほほえみを失うことのない生活を望む人々の期待に応えられる診療所はまだまだ少なく、需要は今後ますます増加していくでしょう。そこには患者減少で汲々とすることのない、やりがいを感じられる世界があります。

【やめられない・とまらない！　ヘルスケア歯科医療】

私は開業して一八年目になります。ヘルスケア型に診療システムを転換したころにむし歯だらけでまだ母親にべったりだった子どもが、カリエスフリーで大学生になったり、社会人になったりしています。成長していく姿を見ながら定期的に関わり続けることができたので、感慨もひとしおです。また、メインテナンスのたびに担当歯科衛生士に悪態をついていた子どもが大学生になり、立派に敬語を使いこなして将来への夢を語る姿を見ることもできました。患者さんの人生ドラマに、端役かもしれませんがキャストとして関わり続けて、長年にわたり口腔の健康を維持している姿を見てこられたことは大きな喜びです。

一三万枚あまりの口腔内写真、四万件近い歯周組織検査、その他初診時からの口腔内状況など記録の山は、うまくいったもの、反省点ばかりのものなどすべてが大切な財産ですが、実はヘルスケア歯科医療を通じて関わり続けてきた患者さんとのコミュニケーションの記憶が、本当の財産なのかもしれません。このヘルスケア歯科医療は、私たち医療を提供する側にも「関わり続けることのすばらしさ」を実感させてくれる医療なのです。

＊　＊　＊

簡単ではありますが、本書を読み進めるにあたって大切なキーワードとなる「ヘルスケア歯科医療」について解説しました。いかがでしたでしょうか？　興味はわきましたでしょうか？　本書は、ヘルスケア歯科医療を実践するためのアドバイスをたくさん掲載しています。きっと皆さんの力になることでしょう。

そんな皆さんに一つ、お伝えしなければならないことがあります。本書には、「こうすればよい」という唯一無二の優れた診療システムは紹介していません。なぜなら、それぞれの地域、診療室の規模、開業からの年数、スタッフの総合力などによって、診療システムはさまざまな形態になって当然だからです。誰かの言うとおりにしたり、まねをしたりすればいいのではなく、「自分で考える」ことがもっとも必要かつ重要だと筆者らは考えています。その結果であれば、小規模から大規模診療室までどのような形態でも、ヘルスケア歯科医療は実践できるでしょう。

患者さんの記録が集まってくると、個人の過去〜現在の評価だけでなく、診療室の横断的な評価もできるようになり、それがまた患者さんへと還元されていくという、よい循環ができていきます。そこまで来たらもうやめられません。

本書を通じて、このような歯科医療を一人でも多くの方が実践されることを、心から願っています。

田中正大

※本書では「従来型診療」と比較するため、ヘルスケア歯科医療を「ヘルスケア型診療」と表記しています。

生粋の“ヘルスケアっ子”歯科医師

河野正清（かわの・まさきよ）

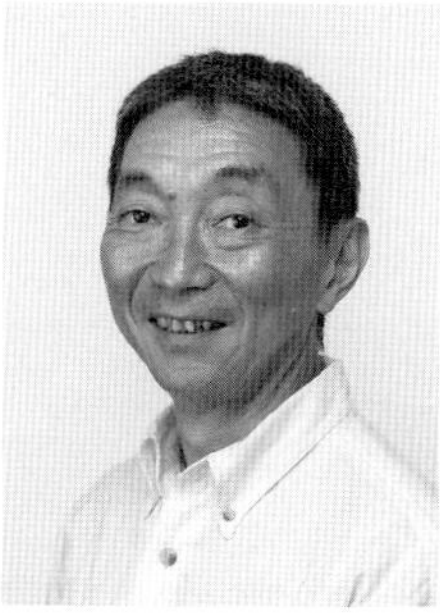

【人物データ】

出身校：日本大学歯学部
卒業年：1980 年
所属サークル：水泳部、ヨット部

【歯科医院データ】

歯科医院名（開業年）：河野歯科医院（1982 年）
開業地：東京都小平市（人口約 18 万人、歯科医院数約 90 軒）
ユニット数：7 台（歯科医師 4 台、歯科衛生士 3 台）
スタッフ構成（数）：歯科医師（1）、歯科衛生士（5）、歯科技工士（1）、受付（1）
勤続年数（数）：歯科医師 30 年、歯科衛生士 19 年（1）・16 年（2）・8 年（1）・5 年（1）、歯科技工士 26 年、受付 10 年
平均来院患者数（1 日／1 ヵ月）*：38 名／385 名
メインテナンス患者割合*：38%
1 ヵ月レセプト構成比*：社保本人 24%、社保家族 31%、国保 31%、後期高齢者 14%
診療報酬の割合*：保険 61%、自費 39%（自費補綴 24%、自費メインテナンス 15%）
歯科医師・歯科衛生士の収入割合*：歯科医師 64%、歯科衛生士 36%

自己紹介

卒業時から熊谷 崇先生に師事。その教えを守り、開業時から口腔内写真撮影、歯周治療、リコールを実施。時代の流れとともにバージョンアップを計り、現在に至る。ヘルスケア歯科研究会発足時会員で、現在はヘルスケア歯科学会のコアメンバー（運営理事）。システムの特徴は、治療は保険診療で行なうが、治療終了後の健康を維持するためのメインテナンスは自費診療で行なっている。また、『歯科衛生士がプロッフェショナルとして夢と希望と誇りを持ちながら生涯にわたり働き続けることができる』職場環境の実現を目指している。

＊掲載データは 2010 年 1 ～ 12 月平均

著者紹介

ヘルスケア型にシステム転換して16年目

杉山精一（すぎやま・せいいち）

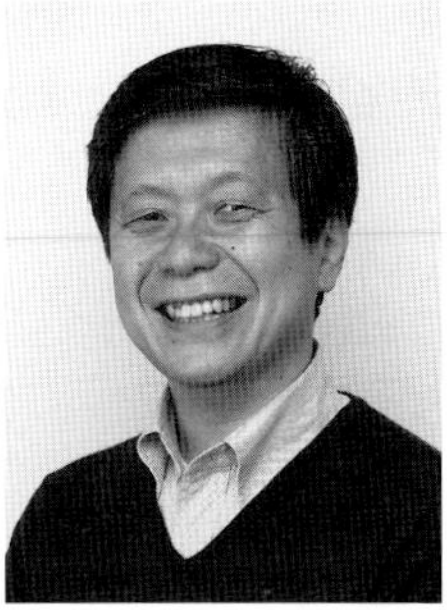

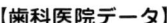

【人物データ】

出身校：東京歯科大学
卒業年：1983年
所属サークル：ラグビー部

【歯科医院データ】

歯科医院名（開業年）：医療法人社団清泉会杉山歯科医院（1982年に父が開業）
開業地：千葉県八千代市（人口約19万人、歯科医院数約100軒）
ユニット数：５台（歯科医師３台、歯科衛生士２台としているが、専用ではなく、空き状況に応じてやりくりしている）
スタッフ構成（数）：歯科医師（２）、歯科衛生士（６）、受付（２）、歯科助手（１）、クリーンスタッフ（１）
勤続年数（数）：歯科医師28年（１）・４年（１）、歯科衛生士16年（1）・13年（1）・12年（1）・９年（1）・６年（1）・０年（１）、受付14年（1）・７年（1）、歯科助手６年、クリーンスタッフ９年
平均来院患者数（1日／1ヵ月）＊：50名／626名
メインテナンス患者割合＊：50.5%
1ヵ月レセプト構成比＊：社保本人24.6%、社保家族23.2%、国保41.3%、後期高齢者10.5%
診療報酬の割合＊：保険82%、自費18%
歯科医師・歯科衛生士の収入割合＊：歯科医師68%、歯科衛生士32%

自己紹介

大学卒業後、都内の開業医に３年間勤務。その後、父が開業した現在地に戻り、主訴対応型歯科診療を10年間行う。当時、歯科衛生士は１人もいなく、スタッフはすべて歯科助手。「子どもの歯をむし歯にならないようにしてください」という保護者の思いにどうやって答えられるかを模索していたときに、熊谷 崇先生のセミナーを受講して医院のシステムを変えることを決意。歯科医師会の公衆衛生理事も引き受け、地域歯科保健の向上も目指している。2011年現在、日本ヘルスケア歯科学会代表、八千代市歯科医師会長としても仕事している。

＊掲載データは2010年1～12月平均

悩みと反省を積み重ねてここまでやってきました！

田中正大（たなか・まさひろ）

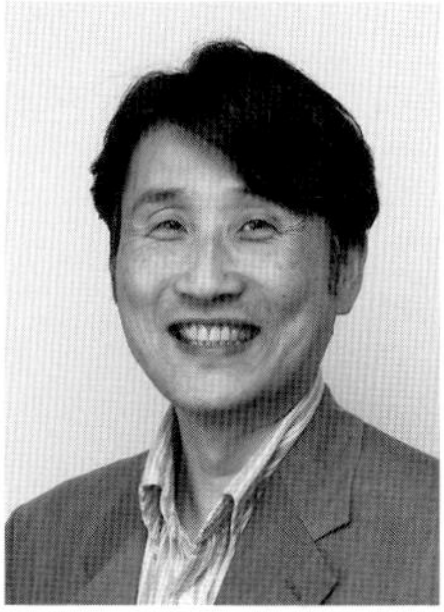

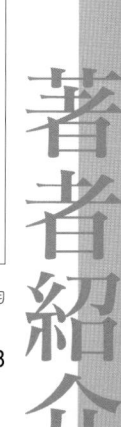

【人物データ】

出身校：東北大学歯学部

卒業年：1990 年

所属サークル：硬式テニス部、スキー部

【歯科医院データ】

歯科医院名（開業年）：田中歯科クリニック（1994 年）

開業地：埼玉県川口市（2011 年 10 月鳩ヶ谷市と合併。合併後の人口約 58 万人、歯科医院数約 280 軒）

ユニット数：８台（歯科医師４台、歯科衛生士４台）

スタッフ構成（数）：歯科医師（常勤３、非常勤１）、歯科衛生士（常勤４、非常勤１）、受付・助手（常勤３、非常勤４）

勤続年数（数）：歯科医師 21 年（1）・３年（1）・２年（1）・０年（1）、歯科衛生士 15 年（1）・９年（1）・７年（1）・４年（2）、受付・助手 16 年（1）・９年（1）・４年（1）・３年（2）・１年（2）

平均来院患者数（1 日／ 1 ヵ月）*：65 名／ 850 名

メインテナンス患者割合*：32％

1 ヵ月レセプト構成比*：社保本人 24％、社保家族 40％、国保 30％、後期高齢者６％

診療報酬の割合*：保険 88％、自費 12％

歯科医師・歯科衛生士の収入割合*：歯科医師 57％、歯科衛生士 43％

自己紹介

開業してまもなく熊谷 崇先生の講演を聴き、自らの臨床の考えかたに大きく影響を受ける。日本ヘルスケア歯科研究会設立とともに入会。「健康を守り育てる歯科医療」の実践を目指して、診療システムの改革に取り組み始める。しかし意欲とは裏腹に、数年間はなかなか旧来のスタイルの枠から出ることができない低迷の時期が続く。なんとか診療システムの転換を実現した後は、診療所を新築移転し、紆余曲折を経ながらも理想の歯科医療の実現に向けて少しずつ努力を続けている。現在コアメンバー（運営理事）。

＊掲載データは 2010 年１～ 12 月平均

著者紹介

患者さん＆スタッフのためにがんばる歯科医師

齋藤　健（さいとう・たけし）

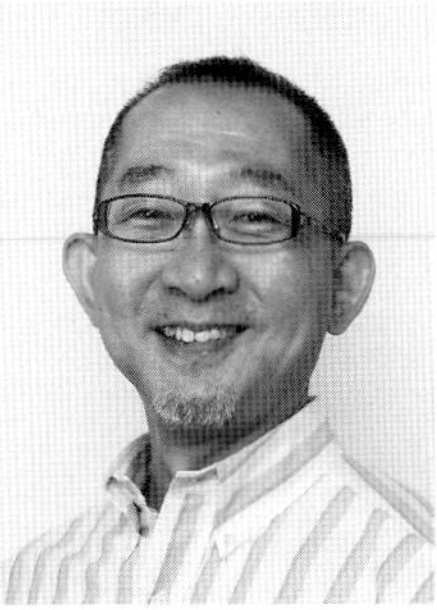

【人物データ】

出身校：昭和大学歯学部
卒業年：1986 年
所属サークル：フィギュアスケート部

【歯科医院データ】

歯科医院名（開業年）：さいとう歯科（1993 年）
開業地：千葉県市川市（人口約 47 万人、歯科医院数約 260 軒）
ユニット数：３台（歯科医師１台、歯科衛生士１台、共用１台）
スタッフ構成（数）：歯科医師（１）、歯科衛生士（２）、受付（１）
勤続年数（数）：歯科医師 25 年、歯科衛生士６年（１）・５年（１）、受付 17 年
平均来院患者数（1 日／ 1 ヵ月）*：18 名／ 140 名
メインテナンス患者割合*：21％
1 ヵ月レセプト構成比*：社保本人 33％、社保家族 34％、国保 28％、後期高齢者５％
診療報酬の割合*：保険 82%、自費 18%（自費メインテナンス０％）
歯科医師・歯科衛生士の収入割合*：歯科医師 76%、歯科衛生士 24%

自己紹介

大学を卒業後、「精度の高い修復・補綴処置が、来院される患者さんのプラスになり、硬組織疾患の悪化も防ぐことができる」と信じていたが、思わぬ修復・補綴物脱落や、初発う蝕への適切な切削介入の時期に苦慮する日々を送る。歯科疾患を未然に防ぐ必要性を感じつつ日々の臨床を行っていたころ、熊谷 崇先生、岡 賢二先生、藤木省三先生の著された書籍に出会う。これを機会に、2001 年、日本ヘルスケア歯科研究会（当時）に入会。現学会では、オピニオンメンバー（代議員）を務める。歯科衛生士に働き甲斐のある医院とすべく奮闘中。

＊掲載データは 2010 年１～ 12 月平均

河野先生の背中を追いかけて走っています！

川嶋　剛（かわしま・たけし）

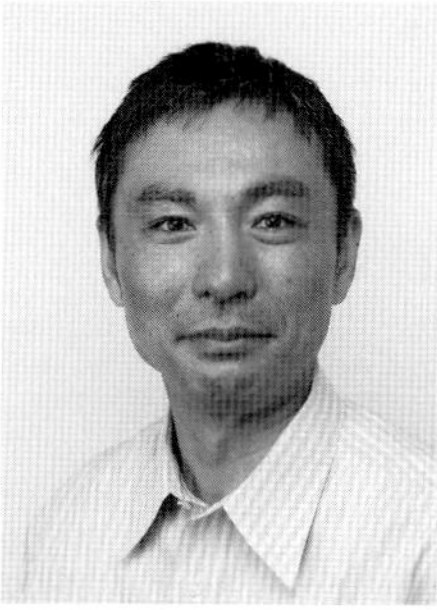

【人物データ】

出身校：東京歯科大学
卒業年：1992 年
所属サークル：硬式テニス部

【歯科医院データ】

歯科医院名（開業年）：川嶋歯科医院（2001 年）
開業地：東京都国立市（人口約 74 万人、歯科医院数約 70 軒）
ユニット数：６台（歯科医師３台、歯科衛生士３台）
スタッフ構成（数）：歯科医師（３）、歯科衛生士（３）、助手（１）
勤続年数（数）：歯科医師 19 年（２）・18 年（１）、歯科衛生士９年（１）・６年（１）・２年（１）、助手２年
９年目の歯科衛生士は産休中
平均来院患者数（1 日／１ヵ月）*：20 名／220 名
メインテナンス患者割合*：23％
１ヵ月レセプト構成比*：社保本人 29％、社保家族 28％、国保 32％、後期高齢者 11％
診療報酬の割合*：保険 60％、自費 40％（自費補綴 33％、自費メインテナンス７％）
歯科医師・歯科衛生士の収入割合*：歯科医師 80％、歯科衛生士 20％

自己紹介

大学院修了後、父の診療室に勤務し 2001 年に開業。治療中心の診療体系に疑問を持ち悩んでいたときに、オーラルフィジシャンセミナーを受講した。その後、河野正清先生と出会い、公私ともにアドバイスをいただきながら、ヘルスケア型診療を実践し現在に至る。ヘルスケア型診療をベースに、専門医を入れることによって、いかなる症例にも対応できる歯科医院づくりを目指している。歯科衛生士、歯科助手も、各分野の専門家として生涯勤務し、生涯患者さんとかかわり合えるようになるため、レベルアップを心がけ日々奮闘中である。

＊掲載データは 2010 年１～ 12 月平均

著者紹介

現場の声を頂戴しました

本書に協力していただいた皆さま

石澤厚子（いしざわ・あつこ）

勤務歯科医院：杉山歯科医院
勤務年数：14 年

近藤美沙子（こんどうみさこ）

勤務歯科医院：さいとう歯科
勤務年数：6 年

雑賀香里（さいが・かおり）

勤務歯科医院：杉山歯科医院
勤務年数：13 年（日本ヘルスケア歯科学会認定歯科衛生士）

佐野かおり（さの・かおり）

勤務歯科医院：田中歯科クリニック
勤務年数：4 年

田村　恵（たむら・めぐみ）

勤務歯科医院：河野歯科医院
勤務年数：16 年（日本ヘルスケア歯科学会認定歯科衛生士）

長山和枝（ながやま・かずえ）

勤務歯科医院：わたなべ歯科
勤務年数：12 年（日本ヘルスケア歯科学会認定歯科衛生士）

蓮見　愛（はすみ・あい）

勤務歯科医院：杉山歯科医院
勤務年数：9 年（日本ヘルスケア歯科学会認定歯科衛生士）

平林有理（ひらばやし・ゆり）

勤務歯科医院：さいとう歯科
勤務年数：4.5 年

柳　妙子（やなぎ・たえこ）

勤務歯科医院：田中歯科クリニック
勤務年数：15 年

渡邉重美子（わたなべ・えみこ）

勤務歯科医院：川嶋歯科医院
勤務年数：8 年

藤木省三（ふじき・しょうぞう）

ウィステリア Pro の解説執筆
神戸市・大西歯科 院長

山田美穂（やまだ・みほ）

本書のイラストレーション担当
歯科衛生士（元河野歯科医院勤務）

トピック1

従来型の歯科医療からの脱却を決意した後に、まずすべきことは？

●スタッフの腹に落ちるまでの十分な移行期間を設ける

杉山　私がヘルスケア型診療に転換しようと思い立ったのは、一九九五年六月ごろだったと思います。従来型の診療を一〇年ほどしていたのですが、治療を繰り返すだけの自分の診療スタイルに「はたして本当にこれでいいのか？」という疑問が年々積もっていました。あるとき熊谷崇先生の『クリニカルカリオロジー』（医歯薬出版）を読んだところ、そこには疑問を解消する答えが載っていました。この書籍の出会いが、「これが自分の目指す歯科医療だ！」と転換を決意するきっかけでしたね。

しかし、いざ方向転換をしようと思っても、「ヘルスケア型診療がどんな歯科医療で、従来型の診療とはどう違うのか」を理解しているスタッフは、当時誰もいませんでした。ヘルスケア型診療はチーム医療が基本ですから、いくら私一人が「やるぞ！」と決意しても、スタッフが理解していない状態ではどうにもならない、と思いましたね。

川嶋　せーの、ドン！では移行できなかった、というわけですね。

杉山　たとえば「リコールはがきを出そう」という話をスタッフに提案しても、当時では「そんなことをしている歯科医院なんて、まわりで見たことも聞いたこともない」という感じでした。ですから、口腔内写真を撮る、検査をするといったヘルスケア型診療の基本について話をしても、スタッフからすれば「どうして余計なことを」「なんで仕事を増やすんだ」と感じてしまうだろうと思いました。

それで、完全移行まで三年ほどかかるだろうと計画を立てて、スタッフにコンセプトを納得してもらうことを目標に、「現状のこと」、「ちょっと先のこと」、「数ヵ月後のこと」を想定しながら段階を踏んで説明することにしました。

齋藤　なにをどうやって説明されたのですか？

杉山　ヘルスケア型診療に転換するにあたって、「現状のままではどんな問題があるのか」を全員が納得し、「このままでは患者さんのためによくない」ということを理解す

る必要があると思いましたので、
①いま杉山歯科で行っていることはどんな歯科治療か
②私が目指す歯科医療像と、どんな違いがあるのか
③目指す歯科医療像に向けてどういうことをしていきたいか
④そのためにはなにをしなければならないか
といったことを箇条書きにして、一つずつ「わかるかい？」という感じでていねいに話すことから始めました。

この四つをまず誰もが理解していないといけないと思いましたので、昼休みや診療時間を削ったり、ときには診療を休んだりして、繰り返し話をしました。

川嶋　その説明に、どれくらいの期間をかけられましたか？

杉山　「ヘルスケア型診療とは」といった最初の段階の説明だけで一ヵ月くらい時間をかけたと思います。なにかを始めるにしても、けっこう時間はかかるものなんですよ。

たとえば「唾液検査をやろう」と思い立っても、「実際に患者さんに応用するには、いったい何分必要なのか？」ということまでは、資料や業者さんの説明だけではわかりません。これは、実際にスタッフみんなで試してみて、はじめて実感として納得することができるものです。

また、「これからは患者さんにしっかり説明しよう」となっても、説明する資料

やツールがありませんでした。「ならば資料を作らなきゃ」ということで、「どんなことを説明するか」、「説明するにあたって必要な情報はなにか」の話し合いをする。
　こういうことを繰り返しながら、実際に臨床で動き始めたのは、決意から三ヵ月後くらいだったと思います。今思うと、一方的に私が話を進めるのではなく、スタッフと一緒に考えながら作り上げていったことがよかったと思います。

齋藤　私の歯科医院では、ヘルスケア型診療に転換しようと決意したとき、スタッフから「検査のためだけに患者さんが来るわけがない！　だから院長、しばらく削っていてください！」って言われたことがありました。しかし、「なんで治療した歯がダメになるんですか？」と患者さんから不満が出てくるようになってきたこともあって、妥協せずにスタッフにヘルスケア型診療への転換の意義を伝え続けることに専念しました。
　すると、「院長が言っていることって、このことだったんだ」って、スタッフの腹に落ちる瞬間があるんですよね。メインテナンス中に患者さんと話している歯科衛生士が、変化なく維持されている口腔内状況に「よかったぁ」と明るい声を出しているのを聞くと、腹に落ちたんだなって思います。

杉山　そう、そこなんです。スタッフ自身が納得することがまずは大切です。
　転換を決意した当時、歯科衛生士を一人、熊谷先生の歯科医院（日吉歯科）に見学に派遣したんです。帰ってきてからその報告をさせたところ、「こんな歯科医院、見たことない！」って彼女が興奮しながら報告して、スタッフみんなで盛り上がったことがありました。まさにスタッフの心に火がついた瞬間です。

私が見学にいってスタッフに報告しても、たぶんそこまで盛り上がらなかったし、きっと火もつかなかっただろうと思います。スタッフが自分たちの目で見て、自分たちでディスカッションして納得したのがよかった。それに尽きると思います。

田中　私は杉山先生の対極にいました。杉山先生と同様に熊谷先生の話を聞いて「こんな歯科医療がしたい」って決意しましたが、「まず自分でとりあえずやってみる」という道を選びました。口腔内写真をとりあえず撮ってみたり、唾液検査の説明を私一人が熱く何十分もかけて患者さんに説明したりしていました。そしてヘルスケア歯科研究会発足時に、歯科衛生士全員を引き連れて酒田の基礎コースに意気揚々と出かけていって、「さぁやるぞ！」としたわけです。しかし歯科衛生士の頭には「?」が浮かんでいました。典型的な「院長だけが頭で考えて走って、まわりが訳もわからずズルズルとついてくる」という感じでした。結果的にヘルスケア型診療への転換が非常に遅れました。「院長が頭で理解しているだけでは実践はできない。じっくり時間をかけて話をしなければスタッフには浸透しない」ということを実感しました。

とはいえ現実的な話として、いくらスタッフと話をしても、なかなかギャップは埋まりません。しかし、埋める努力をしなければ、転換は到底できません。「明日からやるぞ」と思ったら、時間をかけてじっくりスタッフと話をすることが大切だと私も思います。

●講演会一割、懇親会九割くらいのほうがいい

川嶋　杉山先生は、転換期に誰かの力を借りたりしましたか？

杉山　転換初期の段階では、日吉歯科に歯科衛生士を派遣した以外は、私一人でやりました。スタッフの性格も力量も私がいちばん理解していますから、段階を上げていくタイミングも、誰よりも自分がわかっているからです。

　もちろん少しずつ実力がついてきたら、講習会などに参加させたりしました。

川嶋　私は、「自分じゃスタッフ教育ができない」と思い、無理をするよりも教育が得意な人に歯科医院に来てもらって、転換をサポートしてもらう方法を採用したときがありましたが、結局失敗に終わりました。そのときに感じたことは、「院長はスタッフ教育から逃げてはいけない」ということです。いま振り返ると、そんなときにも支えてくださる周りの方々の力があったから助かったと思います。

田中　私が紆余曲折しながらも、最終的に転換することができたのは、助けてくれる仲間

がいたからだと思います。
　ヘルスケア歯科研究会関東支部（当時）での私の主たる活動の場は、懇親会でした。いくら講演会などに参加しても、得られるものには限界があると思うんです。それよりも、仲間の先生、先輩たちと交流を持って生の情報を収集するほうがためになりました。懇親会でよく会う先生って、なんだかんだ言ってもヘルスケア型診療に転換しているんです。ですから、お酒を飲みながら、自分がわからないことを先輩方に聞いて回りました。

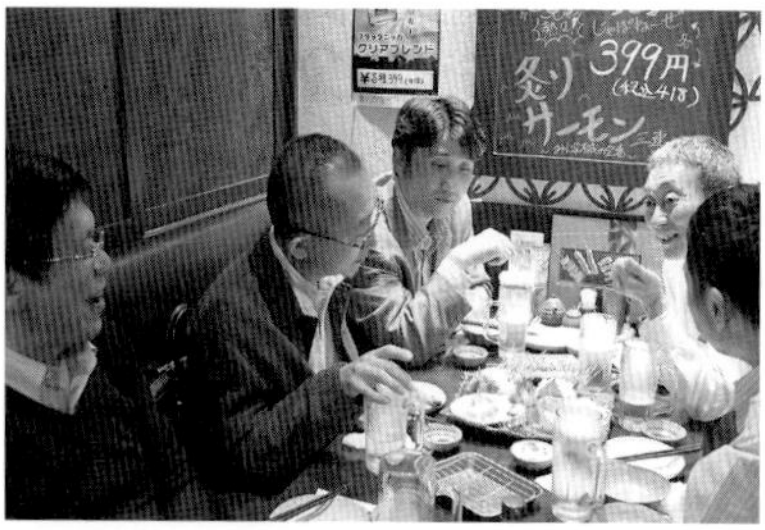

●懇親会で語り合うヘルスケア歯科学会のメンバーたち。かなり酔っぱらっているが、それだからこそ本音で悩みを相談でき、また世代を超えたアドバイスが寄せられる。

　転換するぞと決意したばかりの先生なら、最初は講演会一割、懇親会九割のつもりのほうが、いいと思いますよ（笑）。

河野　私も何度も熊谷先生のところに学びに行っていました。いまではヘルスケア歯科学会のワンデーコースなどが充実していますから、自分一人ではできないことやわからないことは、そういったネットワークを使うのもいいでしょうね。川嶋先生や田中先生をサポートしてくれたようなメンバーはたくさんいます。

田中　「自分でがんばってやってきた」という先人は、なにかしら人に伝えたいと絶対に思っていますから、そういう人に教えを請うことは、決して恥ずかしいことではないと思います。

●しっかりとしたコンセプトがあれば、妥協もまた能力なり

杉山　「どこかで妥協する」というのも、はじめはけっこう大切なことだと思います。「聞いたとおりのことをすべてする」というのは、絶対に失敗します。

たとえば全来院患者さんの口腔内写真を撮影するというヘルスケア型診療の基本事項ですら、当時の杉山歯科では実行不可能でした。当時はデジタルカメラではなくスライドでしたから、撮影しても、準備に手間取って説明する時間やタイミングが確保できず、活用できなかったんです。そこで杉山歯科では、紙焼きプリントから始めることにしました。これが、自分のやりたいことと現実の妥協点でした。

このように自分の歯科医院の現状に合わせて、「どこをどう変えたら目指すものに近づけるか」ということを考えることも必要だと思います。

田中　譲れないものと譲れるものを明確にすることは、大切なことだと思います。理想の「丸のみ」は現実的ではないので、妥協も必要な能力ですね。

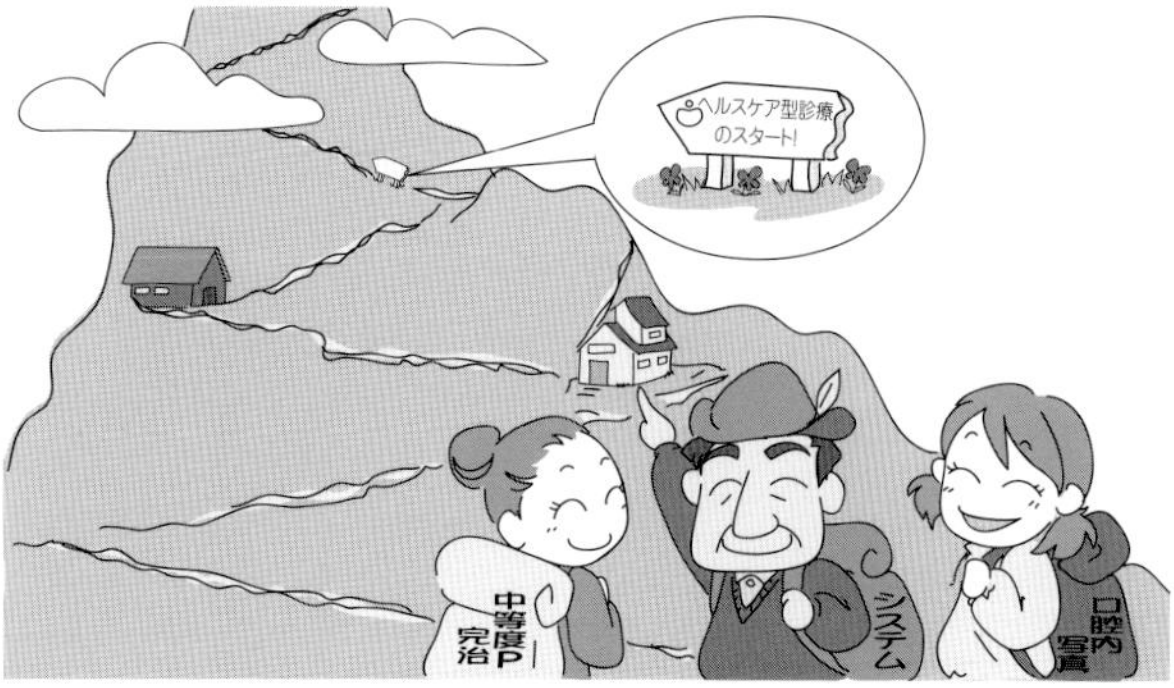

●到達目標さえ明確であり、またそこに向かう努力さえ惜しまなければ、たとえ遠回りしても遅くはない。

河野　私もそう思います。しっかりした到達目標、つまりコンセプトがしっかりしていれば、一気にそこまで駆け上がらなくてもいいと思います。

杉山　なにかの講習会に行って、「明日からこれをウチもやるぞ」って盛り上がるけれど、二週間くらいしたら忘れちゃって……というのはよくある話ですよね（笑）。

河野　ちょこっとつまみ食いして、「これはだめだ」となるパターンですよね。それはコンセプトがないから、そうなって当然なんです。しかし逆の見かたをすれば、コンセプトがしっかりしていれば、同じつまみ食いでも仲間の助けを借りながらなんとかたどり着ける。

杉山先生のように計画性をもってステップアップしていくもよし、田中先生のように紆余曲折するもよし。まずはコンセプトを強く持つことが大切でしょうね。

トピック2

ヘルスケア型のシステムを構築したのに、なぜうまく回転しない？

●はたしてその診療システムは身の丈に合ったシステムか？

河野　ヘルスケア型診療を始めようと決意して診療システムを構築したものの、なかなかうまくいかない歯科医院が多くありますが、それはえてして自分自身の実力や歯科医院の現状を省みないで「理想的な診療システム」を立ち上げてやっていこうとしているから、という場合がよく見られます。

川嶋　たしかに、河野歯科や杉山歯科の例を聞くと、「私の歯科医院もこうありたい！」と強く思いがちですが、実際は一段ずつステップをクリアしていかなければ、身の丈に合った診療システムにはならないんですよね。

齋藤　私も似たような経験があります。セミナーや歯科医院見学に行くことで、理想的な到達目標はたしかに見えるんです。そこで「唾液検査をやってみよう！」と導入してみたのですが、思うように実施できず現実は尻すぼみになってしまいました。

杉山　最初はきっと誰もが「すべて完ぺきにやるぞ！」という思いを抱くと思います。杉山歯科もはじめて検査を導入したときは、唾液検査をやって、歯周組織検査をやって、説明もしっかりして……と、すべて完ぺきにやろうとしました。するとスタッフは大混乱しましたし、患者さんにも混乱が見られた。そのとき、「最初から完ぺきを目指すのではなく、まずはなにか一つをしっかり定着させるほうがいい」と気がつきました。

　結局杉山歯科では、歯周組織検査をまずはきっちりやろう、ということに収束させることにしました。

河野　いわゆる「理想と現実のギャップ」ですね。

杉山　最初の数年は、どんなに考えても、診療システムはうまく回転しないことのほうが多いと思います。混沌があって当たり前。振り返ってみると、一つなにかを始めようと石を投げると、次から次へと波紋が起きていました。

　たとえば歯科衛生士に患者さんを配当するにしても、どうチェアタイムを作るか考えなければなりません。従来型のアポイント体制では成り立ちませんからね。

また、口腔内写真撮影が定着してくると、撮影の順番待ちがけっこう生じてくるという問題が生じました。その時間がもったいないですし、他の業務にも影響がちらほら出始めたので、杉山歯科では各チェアに一台カメラを購入して時間を節約するという改善をしました。その際の機種選び一つとっても、杉山歯科の写真撮影フロー全体をもう一度チェックして、どの機種ならば他の業務に与える影響を少なくできるか、無理なく誰もが活用できるかを追求しました。

えてして「口腔内写真撮影」のように小さい単位でできる・できないを考えがちですが、実際は診療全体のなかでそれらがどのように動くのかということを想定しておかないといけません。

口腔内写真撮影を例にあげましたけれど、こういうことが、いろんなところで出てくると思いますよ。

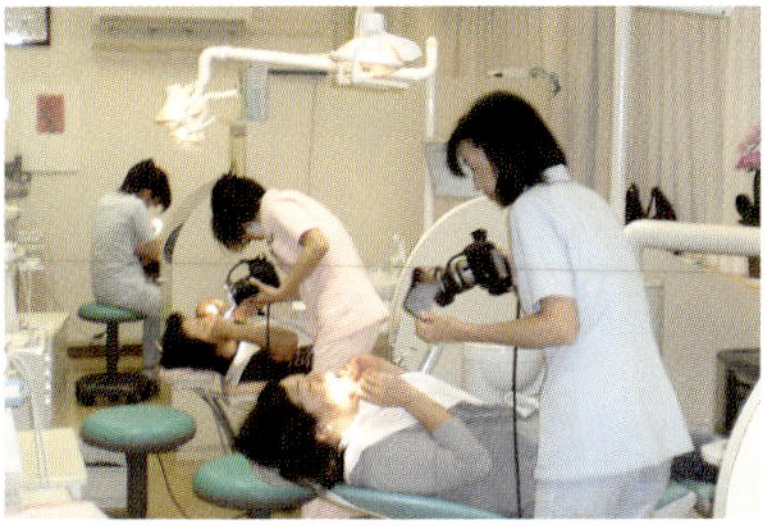

●杉山歯科の口腔内写真撮影風景。歯科衛生士が全員同時に口腔内写真を撮影している。

●ブレさえなければ、診療システムはやがてうまく回り始める

河野　杉山先生のおっしゃるとおり、なにかを取り入れると必ずどこかにひずみが生じてきます。ゆえに診療シ

ステムは、その都度修正していくものだと思います。

　河野歯科では、一〇年ほど前からデータを取り始めようと決意したわけですが、実際はなかなかうまくできませんでした。データを取る意義をだれもが理解していても、どうしても入力モレが生じてしまうんですね。そこでまず最初の修正として、データ入力用紙と「未入力箱」を用意して、少なくとも日付と患者名を記入してその箱に入れるようにしました。その結果、カルテが片づけられても未入力データがあることがわかるようになりましたが、予想以上に手間が増えた。データに五％でもモレがあったら価値は下がるので、皆必死で昼休みをつぶしたり残業したりして入力しましたよ。しかし、じわじわと過負荷になってきたので、第二の修正としてスタッフを増やしました。すると当然経費も増加するわけです……。「正しいことをしているはずなのに、どうしてこんなに苦しいのか」ってけっこう悩みましたね。

　ただ、それでもデータを取るということを貫いていたら、解決策がポッと生まれてきました。検査と同時にデータ入力できるソフト「Dental X」との出会いです。導入したら、これまでの苦労がウソのように楽に稼働するようになりました。

齋藤　それではもう入力用紙は廃止されて……。

河野　廃止。ついでに診療後の残業もなくなりました。「うまくいかないけれど、どうしたらいいか」とブレることなく考え修正し続けてきたら、誰もが落ち着くいいところに着地できた、という感じですね。

田中　私も、ブレそうになる気持ちを押さえてこだわり続けたことが、予約制の徹底につながったという経験をしています。

ヘルスケア型診療導入初期の田中歯科は、予約制を導入していたとはいえ、けっこうルーズなものでした。従来型診療のように一時間に三人四人の予約を入れていて、予約してちゃんと来ている患者さんを一時間も待たせることがしょっちゅうでした。というのは、たとえ患者さんが遅れてきたとしても、「来院した患者さんは見ないわけにはいかない」と思っていましたから、「予約時間がずれ込むのはしょうがないことだ」と開き直っていたんですね。こんな私の姿勢に、スタッフから「予約制を打ち出したんだから、ちゃんと貫いてください！」とクレームがありました。

そこでいったいどれくらいの人が遅れてくるのか調べてみたところ、八五％の患者さんが時間どおりに来ているんです。たった一五％の遅れてくる患者さんのために、まじめな八五％に迷惑をかけるのはいけないと気がつきました。

そこから「遅れてきたら予約を取りなおしてもらう」ことに切り替えました。診療システムの一大変革ですね。するとやはり大混乱が生じました。その混乱が私はイヤでしょうがなくて、途中で元に戻してしまおうかと思ったくらいです。しかしまたスタッフから「ダメです、貫いてください！」と叱られました。しょうがないなぁと我慢しながら渋々やっていたら、自然と時間にルーズな患者さんは減ってきました。そして現在は、歯科医院側も患者さん側も、双方まったく問題なく予約制が動いています。

やはり、システムを回転させていくためには、譲れないものをしっかり持って貫くことが大切なんだな、と実感しましたね。

●すべてを一度に稼働させる必要はない

河野　皆さんはどこからヘルスケア型診療を開始しましたか？

川嶋　ヘルスケア型診療をするには記録が必要ですから、川嶋歯科では口腔内写真を撮ることからスタートしました。写真のうまい・へたはありますけれど、撮影自体が診療システムのなかでうまく回り始めたら、次に歯周組織検査を導入しました。これでようやく歯周治療ができる環境ができましたので、最後に歯周治療の技術向上に取りかかりました。

齋藤　さいとう歯科ではポケット測定から始めました。少なくとも誰が測定しても同じような結果が出せるようになってから、歯周治療を導入するほうがいいだろうという考えからです。そのあいだの患者さんには申し訳ないことをしたと思いますが、診療システムとしてしっかり確立するのを待つことが重要だと思いました。

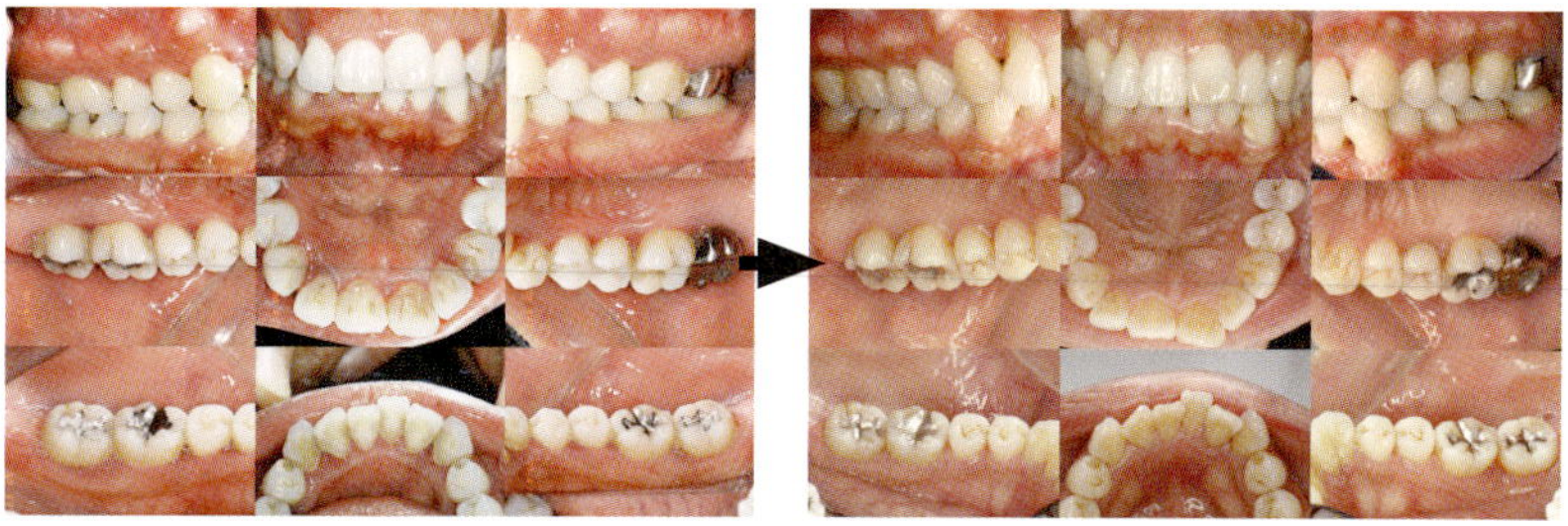

●歯周組織検査や歯周治療を導入するならば、最初は中等度の患者さんを対象に開始したほうが、成果が実感できる（左：36歳時、右：47歳時）。

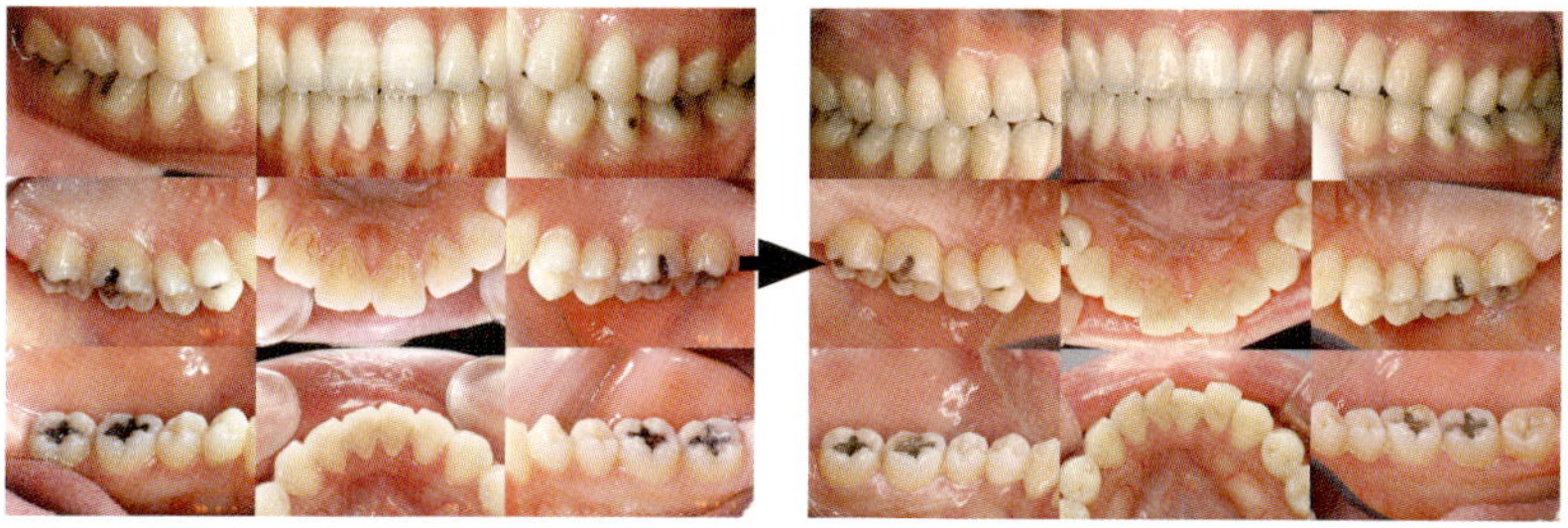

●一方、軽度の患者さんでは変化があまり見られないことから、導入時では「難症例」といえる（左：16歳時、右：29歳時）。

杉山　お二人のように、どこから診療システムを充実させていくか優先順位をつけることは大切だと思います。

優先順位は、患者さんの病態でもつけることができるんですよ。

駆け出しのころの杉山歯科では、中等度の患者さんから取り組むようにしました。中等度の人ほど、取り組んだ成果が目に見えて実感できますので、経験の浅い私たち歯科医院側にとっても、気持ちが楽なんですね。逆

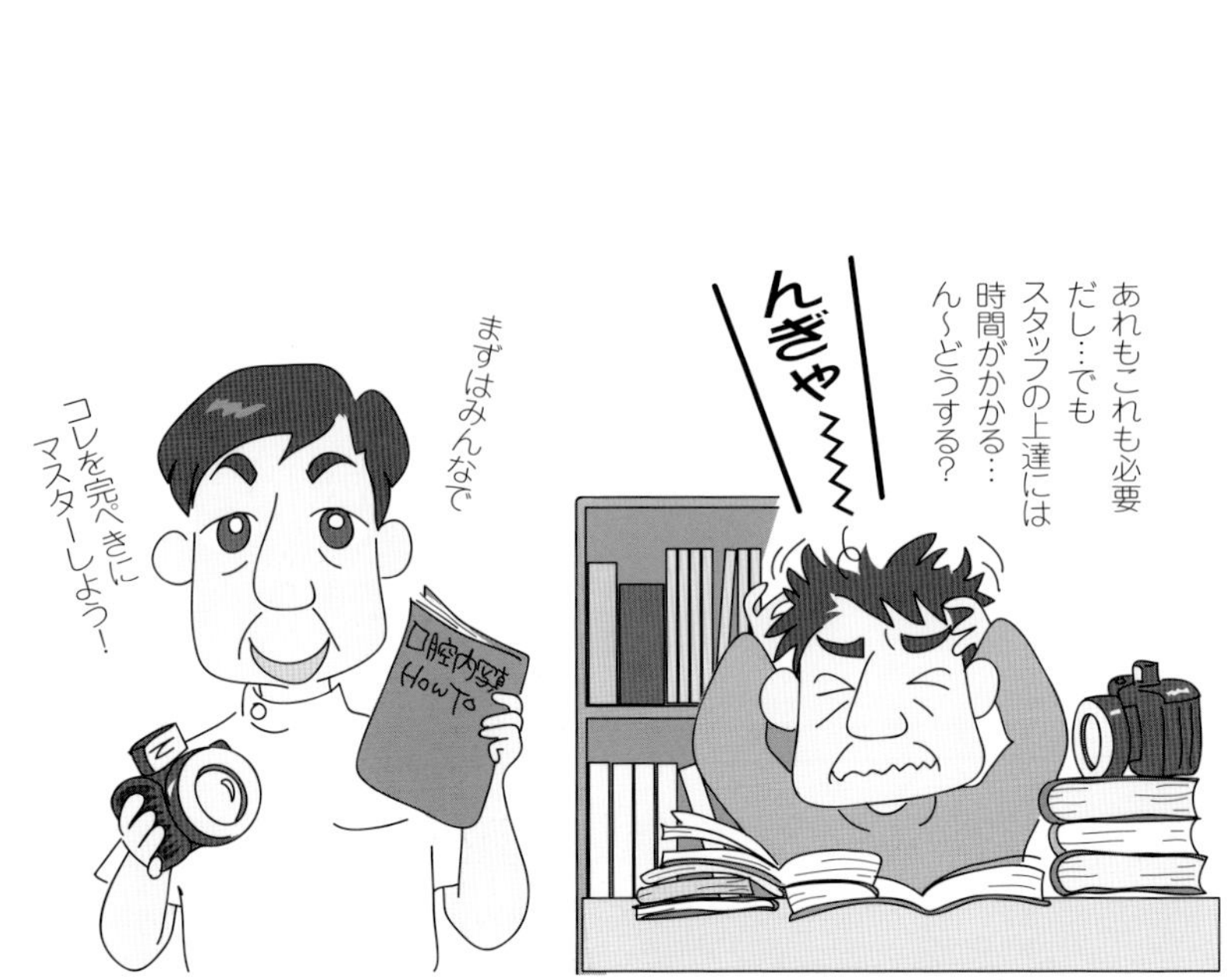
あれもこれも必要
だし…でも
スタッフの上達には
時間がかかる…
ん～どうする?
んぎゃ～～～
まずはみんなで
コレを完ぺきに
マスターしよう!
口腔内写真
How To

●最初は手広くするよりも、焦点を絞ったほうが、継続につながる。

に軽度の患者さんは、結果がなかなか見えてこないので、むしろ難しい患者さん群として後回しにしました。

　私たちが対応する疾患は慢性疾患ですから、はじめはこのように病態で線引きする発想があってもいいと思います。

田中　たとえば口腔内写真撮影や検査をすべての患者さんにすることは無理でも、「中等度の患者さんだけは妥協しないでやりきる」のような取り組みかたですね。

　はじめからすべてを完ぺきにすることは不可能ですから、こういった柔軟性、バランス感覚を持つことは必要だと思います。

トピック3

はじめて歯科衛生士に初期治療を任せるときに注意すべきことは？

●勢いある移行期だからこそ起こる「歯科医院内のトラブル」

杉山　従来型診療からヘルスケア型診療への移行期は、先生もスタッフも勢いがあるから、けっこう院内でトラブルが起こりやすい時期ですよね。

私が経験したのは、歯科衛生士のダウン。移行期は一刻も早く従来型診療から脱却したかったので、たくさんの患者さんが歯科衛生士に回るわけです。歯科衛生士も「がんばって脱却したい！」って気持ちが高まっていますから、次々に患者さんを受けるわけです。でも実際は疲れてしまって、しばらくしたら一ヵ月半ほど寝込んでしまったことがありました。

齋藤　そうそう、「はい！やります！」ってこころよく引き受けてくれるんですよね。

杉山　がんばっている歯科衛生士は、なにも言わずにがんばるんです。私は彼女の実情をまったく顧みることなく患者さんを任せてしまったから、ダウンしてから「しまった」と思いました。

川嶋　院長の本気度がスタッフに伝わると、スタッフも本気でがんばってくれるんですよね。時には無理もしちゃう……。

田中　私は「歯科衛生士に丸投げ」をして、チーム医療どころじゃなくなった経験をしたことがあります。振り返ると本当にいろいろなトラブルを私は起こしました。

スキルや治療結果について言い合いになることは日常茶飯事です。たとえば、歯科衛生士に初期治療を任せたのに、確定治療の段階でも歯石がまだついている。私は「歯科衛生士は歯石が取れるものだ」と思っていたので、「取れていないいじゃないか！　治っていないじゃないか！」ってよく言っていました。すると歯科衛生士もだんだんカッカしてきて、「全部は取れないわよ！」って逆切れする。また、歯科衛生士から「ここの歯石は取れないので、先生お願いします」なんて患者さんが回ってくるものなら、「これくらい取れなくてどうする！」って突き返したり……。

最初のころは、まだ歯科衛生士とのゴールのすり合わせをしていませんでしたし、なによりも個々の技量の見定めすらしていませんでしたから、こういう丸投げをして双方気まずい思いを何度もしましたね。

齋藤　歯科衛生士に丸投げしておいて、「なにやっているんだ！」って怒っても、なにも解決しないんですよね。

河野　たしかに「初期治療・メインテナンスは歯科衛生士に任せる」というスタンスだけれども、丸投げと任せるは根本的に違うということをわかっていないと、トラブルは絶えないでしょう。

田中　また、歯科衛生士に初期治療やメインテナンスを任せるからといって、歯科医師と歯科衛生士がバラバラで仕事をしていいかというと、そうではないんですよね。

以前、こんなトラブルがありました。メインテナンス中の患者さんが急患で来院して、治療をしたのですが、そのことを担当歯科衛生士に伝えていなかったんですね。歯科衛生士からすると、その後の患者さんと話が合わなくて、「？」となる。あとで歯科衛生士から「先生、なんで急患で来たことを教えてくれなかったんですか！」って文句を言われました。ここで学んだのは、患者さんについての情報共有の重要性です。一人の患者さんを診ているにもかかわらず、それぞれがバラバラに仕事をするなんて、今思うとたしかにナンセンスな話ですよね。移行当時は忙しくて、「そっちはそっちでやってくれ」と考えていた自分がいちばんのトラブルメーカーでした。

●つねにフォローする姿勢が、歯科衛生士を育てる＝任せられるようになる近道

河野　歯周疾患は、順調に治療が進められるものもあれば、そうでないものもあります。ですから重症度を見極めることなく、「ぜんぶやらなきゃだめだよ」と歯科衛生士に押し付けてしまうと、歯科衛生士はすぐにつぶれてしまいます。やはり最初は、歯科医師のフォローが必要不可欠ですよね。

杉山　自分が勤務医だったころを思い出してみると、院長は身の丈に合った患者さんを振り分けてくれましたね。

河野　そういった配慮って、本当にありがたかったじゃないですか。ならば今度は私たちが、「まずは軽度・中等度の患者さんをしっかりケアすることを目指そう」「重度の患者さんは一緒にやろう」のように、歯科衛生士がなにか困ったときには守ってあげる姿勢や環境を作ることが、スタート時にはとくに欠かせないと私は思います。

齋藤　私もそれがいちばん大切だと思います。たとえ重度で、初期治療の予後はあまりよくないと予測できたとしても、「僕も見ているから大丈夫だよ」ってフォローしてあげると、歯科衛生士も重圧から解放されるようです。

川嶋　私は、まだ経験の浅い歯科衛生士が重度の患者さんを担当しなければならない場合

は、初期治療からメインテナンスに至るまで、すべて一緒にするようにしています。歯科衛生士がＳＲＰするときも、私が歯周外科をするときも一緒。ときには私がサクションをサポートしたりもします。こうすると、「この歯科衛生士に初期治療を任せるにはなにが足りないのか」が見えてくるので、それを補うようなシステムや教育方法が思いつくからです。

河野　それはとてもいいアイディアですよね。そういったフォローをすると、治癒が悪かったり患者さんが来なくなってしまったとしても、その原因を一緒に考えることができる。「ここまでやってダメだったらしょうがない」、「いやもう少しやりようがあったかもしれないから次回はがんばろう」とか話ができるって、すごくいいことですよ。すべて丸投げでは、反省を活かすことができません。

齋藤　私の場合は、藤木省三先生（神戸市・大西歯科）から「歯科衛生士カルテに、なんでもいいので先生からメッセージを書きましょう」と教えてもらって以来、いろいろ書くようにしています。初期治療に引き継ぐときも、「僕は患者さんにこういうことを話したから、こういうことをお願いしますね」って、ほんの少しですがメッセージを書いています。直接的なフォローではありませんが、口頭で言うよりも、歯科衛生士カルテに残ることでちゃんとメッセージが伝わるかなと思っています。

田中　従来型診療から脱却しようとしている歯科医院では、歯科衛生士数も少なく、い

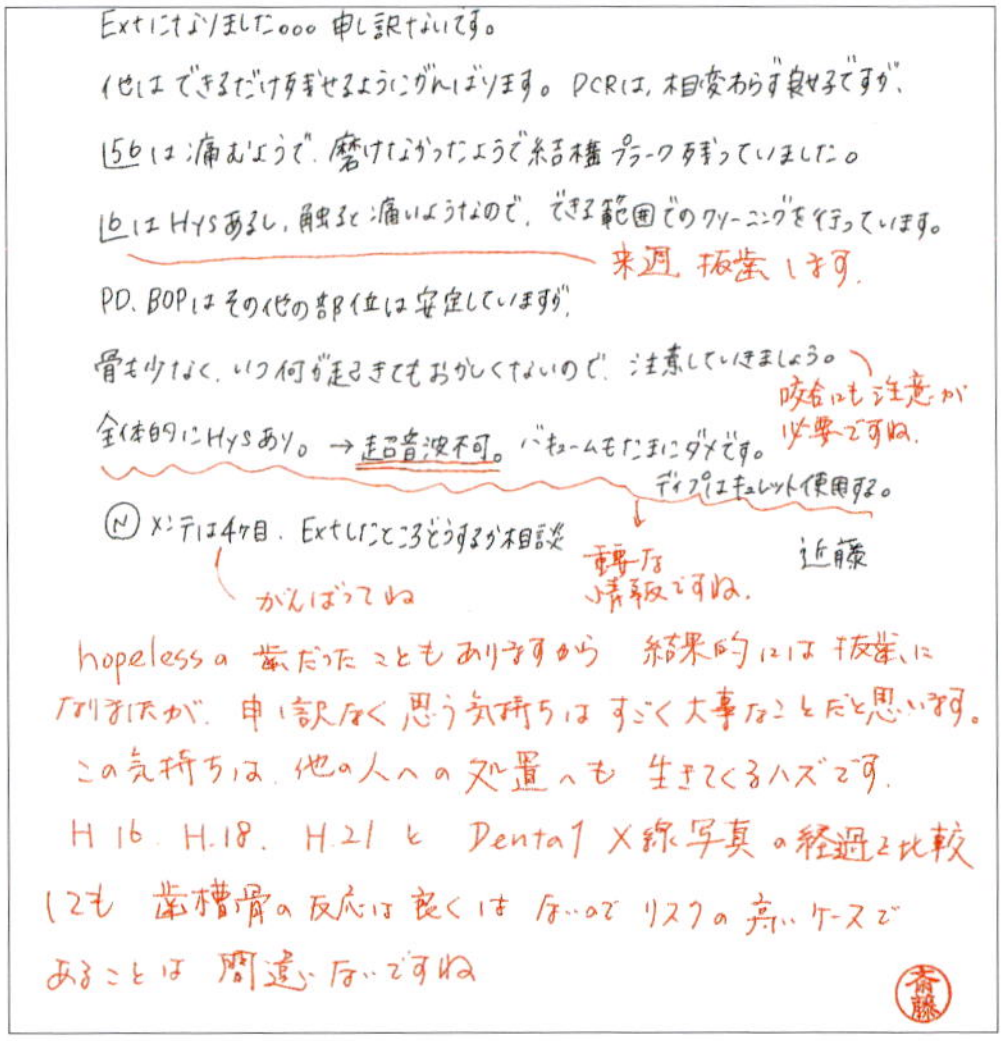
Extになりました。。。申し訳ないです。
他はできるだけ残せるようにがんばります。PCRは、相変わらず良好ですが、
⌊56は痛むようで、磨けなかったようで結構プラーク残っていました。
⌊6はHysあるし、触ると痛いようなので、できる範囲でのクリーニングを行っています。
来週、抜歯します。
PD、BOPはその他の部位は安定していますが、
骨も少なく、いつ何が起きてもおかしくないので、注意していきましょう。
咬合にも注意が必要ですね。
全体的にHysあり。→超音波不可。バキュームもたまにダメです。
ディプはキュレット使用する。
重要な情報ですね。
Ⓝ メンテは4ヶ月、Extしたところどうするか相談
がんばってね
近藤
hopelessの歯だったこともありますから 結果的には抜歯になりましたが、申し訳なく思う気持ちはすごく大事なことだと思います。
この気持ちは、他の人への処置へも生きてくるハズです。
H.16、H.18、H.21とDental X線写真の経過を比較しても 歯槽骨の反応は良くはないのでリスクの高いケースであることは間違いないですね
斎藤

●歯科衛生士カルテに記載された院長からのメッセージ（さいとう歯科の例）。些細なことにも積極的にメッセージを書き込むことが大切。

たとしても卒後間もない歯科衛生士だったりすることもあるので、院長のフォローが、その後の歯科衛生士の成長やチーム医療の充実にダイレクトに繋がっていくと思います。

●患者さんからのクレームをしっかり伝える心構えを持つ

河野　初期治療やメインテナンスを歯科衛生士に任せ始めると、患者さんから「担当歯科衛生士を変えてほしい」ってクレームが来ることがあると思いますが、そんなときは皆さん、どうしています？

杉山　それは担当を変えるでしょう。

河野　こういうクレームが来ると、変に担当者に気をつかっちゃって悩む先生

がいますが、私は「事実を事実として受け止める」ことが解決の糸口だと思っているので、ストレートに本人に伝えるようにしています。
たとえば患者さんから「変えてほしい」と言われたら、「わかりました。申し訳ありませんが、なにが不満で変えてほしいのですか？」と理由を聞く。これこれこういう理由で変えてほしいと言われたら、それをそのまま担当者に伝える。そのときは、別に注意もしないし誇張もしない。慰めもしません。事実を事実として伝える。ただこれだけです。

齋藤　私もその方法で伝えるようにしています。このほうが、歯科衛生士の改善や成長に繋がりますよね。

川嶋　でも、担当した患者さんのほとんどが「あの歯科衛生士に治療されると、すごく痛いんですけど」って言えば、注意しますよね？

河野　もちろん。それがボロボロ出てくれば「いい加減お前も考えろ！」ってなります(笑)。
患者さんからのクレームは、河野歯科のベテラン歯科衛生士であっても、たまにあることなんです。歯科衛生士業務が順調に動き出すと、必ず起こりうることなので、つねに念頭に置いておくべきことだと思います。

川嶋　ベテラン歯科衛生士が担当しても、患者さんから「変えてほしい」という声が上がるのは、患者さんとの相性もあながち無視できないのではないでしょうか。私は、クレームを防ぐためのリスクマネジメントとして、「家族構成からするとあの歯科衛生士が担当だけれども、この患者さんにはこっちの歯科衛生士のほうが向いているな」って、配当時にけっこう考えます。

齋藤　そういう配慮って、けっこう大事だったりしますよね。

田中　逆に歯科衛生士から、「あの患者さんの担当を外してほしい」って言われることもあると思いますが、そんなときはどうされていますか?。

河野　同じように理由を聞いて、一応変更はします。ただし、その理由が「あの人怖そうだから」「あの人苦手なんです」という相性に関するものだったら、はっきりと「それはあなたの担当できる能力の幅が非常に狭いという問題だから、それを克服するのも、あなたの課題だよ」って、このときは伝えます。

これから患者さんとの長いお付き合いが始まることを考えると、相性が悪いと患者さん・歯科衛生士双方がつらいのは事実です。しかし、だからといって逃げてばかりでいいのか?ということもあります。もしも歯科衛生士の要求がわがままだとしたら、「俺だってがんばっているんだ!」と、突っぱねることもあります。

齋藤　「あの患者さん、すごく大変だったけれど、できました!」ということはよくありますからね。なんでもフォローするというわけではなく、成長のための課題を意識させることも必要ということですね。

トピック4

初診患者さんに検査を受けてもらうには、どうすればいいか?

●検査を受ける・受けないを決定するのは患者さんであって、あなたではない

河野　私には、この問題についてとてもシンプルな答えがあります。「決めるのは患者さん」ただそれだけです。

まず、その歯科医院が「患者さん全員にこういう検査をしたい」と決めるから、なかなか検査ができず、悩んだりストレスがたまったりしてしまうのだと思います。私はまったく逆に考えていて、「患者さんが検査をしてほしい」といえば検査をしますし、「これだけでいい」というならばしません。それでいいと思っています。

齋藤　この問題、私もよく悩んでいました。
　こちらとしてはヘルスケア型診療をしたいと思って、患者さんに誠心をもって意義を伝えて「あなたならどうしますか?」と問いかけるのですが、乗ってこない・関心を示さない患者さんがいると、すごく焦ってしまう。むしろ「なんで検査を受けないいんだバカ!」って思ってしまうくらいです。

河野　最初はそう思いがちですけれど、「検査はだれのものなのか」ということを見失ってはいけないですよ。

齋藤　「あなたのためだから」と言いながらも、実際は全部こっちの都合で言っているわけですね。

河野　しっかり情報提供と説明をして、患者さんが納得してはじめて検査はスタートするんです。
　河野歯科の場合は、まず応急処置をした後に、「一本こうなってしまったということは、どこかほかにも不具合があるかもしれないから、一度全体的に検査してみたほうがいいですよ。ひとめ見ただけではわからないことが多いですし、治療が必要なところが見つかることも多いです。どうしますか?」と、院長である私が責任もって話をします。そして患者さんに決定してもらい、その後どうするかが決まります。

私は、患者さんがやってほしい治療がその人にとってベストな治療なのだから、それ以上でもそれ以下でもない、患者さんが望むことをすることを第一に考えるべきだと思います。

川嶋　昔は、患者さん全員に唾液検査をして、ポケット測定して、ＳＲＰしなければいけないと思っていましたが、実際は全員にできるわけではありません。以前、「次回検査しましょう」と伝えてお帰りいただいたのですが、結局来院されなかったことが多々ありました。患者さんが納得しないで検査を行おうとしても、うまくつながらないんだな、と実感しましたね。

田中　私も、河野先生のおっしゃるように、全体の状態の提示をした結果、患者さんが「そういうことなら検査をお願いします」というステップを踏むことが大切だと思います。以前は私もシステムに患者さんを乗っけようとして無理していましたが、今は乗っからない人はそれでもＯＫだと思うようになりました。「ヘルスケア型診療だから検査をしなければならない」というような型にはめる必要はないでしょう。

●歯科医院の位置づけによって変わる検査への移行法

河野　ただ一つ忘れてはいけないのは、歯科医院のおかれている環境、もしくは患者層によって検査への移行のしかたにもバリエーションがある、ということです。つまり私のやりかたでうまくいくところもあれば、環境が違うので別の方法を考えたほうがいいこともあります。

たとえば河野歯科には、通りすがりでポッとやってくる患者さんは、まずいません。「あそこは検査をする歯科医院だ」という土壌ができていて、紹介や口コミがほとんどです。ですから患者さんはおのずと検査に進みます。これはヘルスケア型診療に移行したばかりの歯科医院ではなかなか難しいかもしれません。

そりゃぁ昔は、「検査なんて受けない」「検査料が高い」という患者さんもいました。しかし地域のなかで河野歯科が認知されてくると、だんだん患者層が整理されてくるものです。

田中　田中歯科もそうです。来院希望の患者さんは、「田中歯科ではなにをするか」をわかったうえで初診予約を入れてきます。またこちらとしても、初診予約の電話が入ったときに、「全体のエックス線写真撮影、口腔内写真撮影、それらの説明などを行います。すぐに本格的な治療はしないかもしれませんが、よろしいですか？」と確認をしますので、「わかりました」という患者さんしか来院しない。こういうスクリーニングをしているので、予約で来院した患者さんであれば、問題なく検査ができるようになりました。

もちろん急患の患者さんでは、こういうアプローチはできません。急患で応急

トピック4　初診患者さんに検査を受けてもらうには、どうすればいいか？

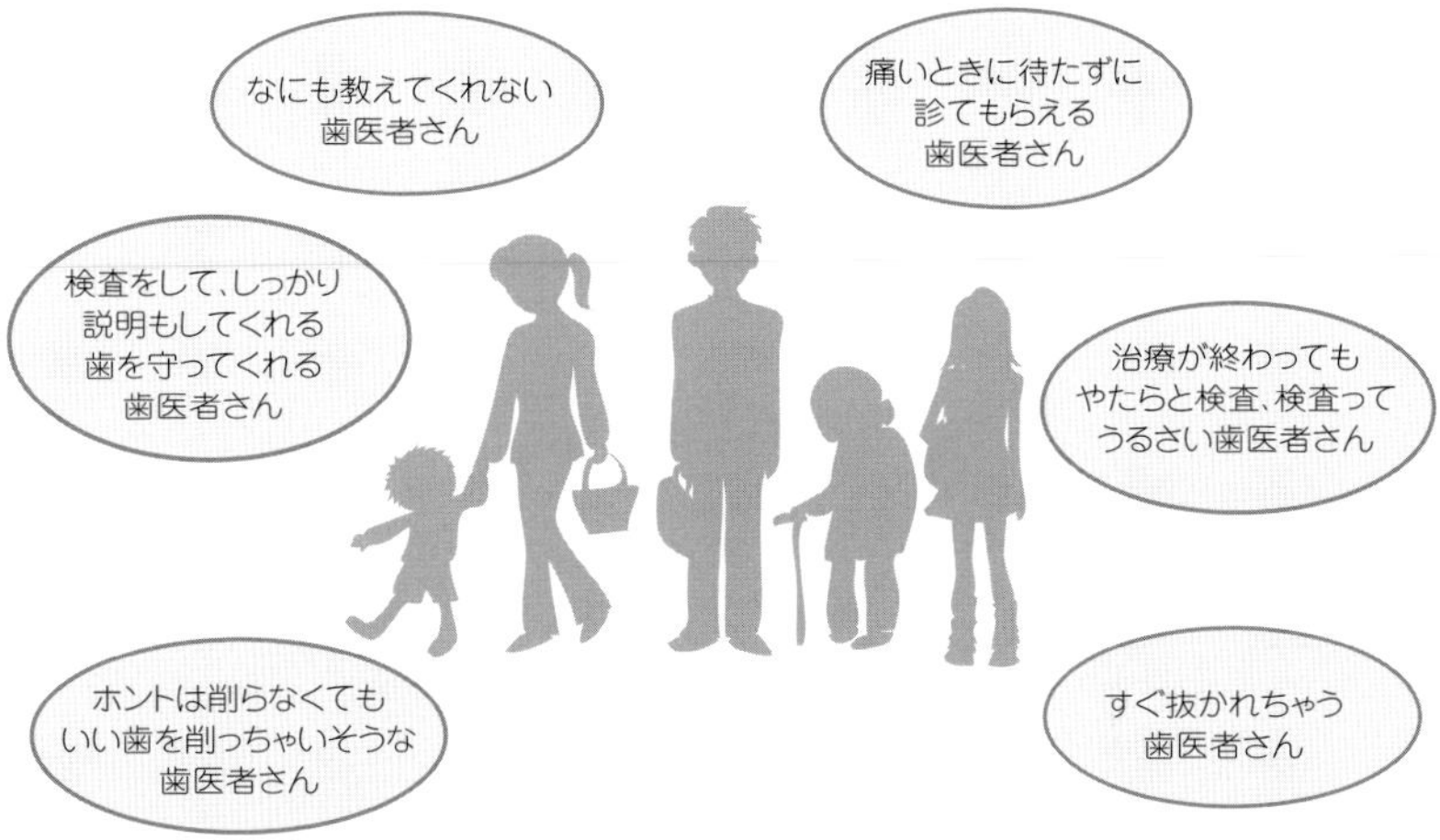
なにも教えてくれない
歯医者さん
痛いときに待たずに
診てもらえる
歯医者さん
検査をして、しっかり
説明もしてくれる
歯を守ってくれる
歯医者さん
治療が終わっても
やたらと検査、検査って
うるさい歯医者さん
ホントは削らなくても
いい歯を削っちゃいそうな
歯医者さん
すぐ抜かれちゃう
歯医者さん

●「歯科医院が地域においてどのように認知されているか」も、検査導入時の考慮ポイントとなる。

処置をした場合は、「次回どうされますか？」と説明して、来ない人は来ない、来る人は来る、ということでＯＫと考えています。これについては河野先生と同じですね。

杉山　杉山歯科は団地内にあることから、転居してきてはじめて来院、という患者さんが半分くらいいらっしゃいますので、河野歯科や田中歯科とは患者層が異なります。つまり、お二人のやりかたでは検査の意義を伝えるのは非常に難しいと考えています。そこで考えたのが、「口で説明するよりも写真で説明する」という方法です。

杉山歯科では、ヘルスケア型診

療に移行して間もなく、来院した患者さんすべての口腔内写真を必ず撮るようにしました。もちろん腫れて口が開かない患者さんは撮りませんが、たとえ補綴物脱離で来院したとしても、デンタルエックス線写真は一枚しか撮影しなくても口腔内写真は必ず全顎撮ります。なぜかというと「写真は強いインパクトがある」からです。

来院したら、まず最初に口腔内写真を全顎撮影して、すぐに写真と簡単な説明の紙を見せながら、私が口腔内状況の話をします。自分の口腔内写真を見ると、患者さんは言わなくてもどういう状態か理解します。

ただし、「次回検査をしましょう」という話まではしません。「こういう診療が、あなたにとっていいですよ」という紹介だけに留めています。そしてその日は、主訴をしっかり解決して、ご帰宅いただきます。そして私たちは、待つわけです。

齋藤　ほぼすべての初診患者さんの口腔内写真を撮影されているんですか？

杉山　子ども、お年寄り、外国人含めて、全初診患者さんの八割くらいはやっています。

初診来院時に写真を撮って説明するのは、いちばんそのときが関心が高く、こちらの話を吸収しやすいタイミングだから、と考えているからです。「どうしてこんなに痛いのだろう」というときだからこそ、その事実をしっかりと伝えるために、写真を使って説明するんです。「この痛みの原因はこういうことだったのか。えっ、ほかにもそんなところがあるの？　それは困る！」と患者さんが感じ、おのずと検査を求めるようになるはず……というわけです。

逆に主訴が解決してから同じようなことをしようとしても、患者さんからすれば「痛みが取れればそれで終了」ですから、関心は必然的に低くなるはずです。むしろ「なにか追加で余計なことをされる」という警戒心のような意識すら出てくるかもしれません。

川嶋　「検査をいっぱいする病院は、ぼったくり」というような報道がされているくらいですからね。

杉山　杉山歯科のような歯科医院環境では、患者さんがもっとも吸収しやすい時期に問題点をひととおり説明して、「あなたはどうしたいですか？」と早めに聞くほうが向いているかなと思います。デジカメの時代ですから、七〜八分程度で現在の状況説明まで持っていくことができるわけですから、手間もそれほどかかりません。

●検査開始が五年先でも、別に問題はない

田中　先日、検査ってこういう位置づけなのかなと実感したことがありました。

六年前に写真を撮って、初期治療が終わったあたりで来院が途絶えた患者さんが、ひさしぶりにポッとやってきたんです。それで今日の写真を撮影して、六年前の写真と比較してみたら、患者さんの目から見ても明らかに歯肉の状態が悪くなってい

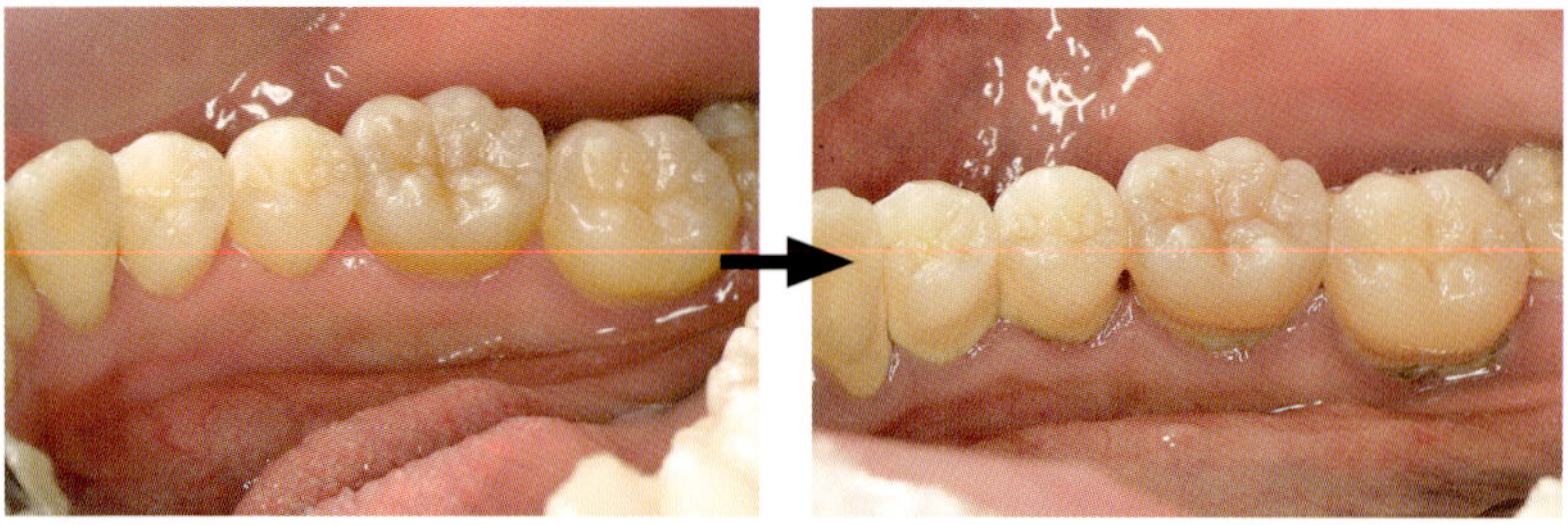

●田中歯科に６年ぶりに来院した患者。６年前（左：2002年）と現在（右：2008年）を比較して見せたところ、患者さんのほうから検査を希望された。

る。ひととおり説明して、「どうされますか？」と聞いてみると、自然と「検査をお願いします」となりました。このとき感じたのは、やはり現状を正しく伝えることがいちばん近道で、下手に焦って「久し振りだから検査しましょう」「歯石を取らなくちゃだめです」などとアプローチしたら、六年前と同様にまた来院が途絶えてしまったかもしれないということでした。患者さん自身に「必要なこと」と感じてもらうようなアプローチをしないと、絶対に意義は伝わらないでしょう。この患者さんの場合、全顎の検査まで初診から六年かかってしまいましたが、これでよかったんだと私は思います。

中央突破で検査だ！治療だ！と深追いしていかなくても、患者さんとお付き合いしていきながら、絶えず意義を伝えていくのも、決して無駄ではない。むしろヘルスケア型診療とはそういうものだと考えるほうが、いいかもしれないと思います。

実録

検査が波に乗るまでの紆余曲折

齋藤　健

　ヘルスケア型診療への転換を決意して、まず頭に浮かんだのは「来院患者さん全員に検査するぞ！」――肩に力がすごく入っています。このときは自分一人が「なにが何でも検査！」と中央突破を目指し、焦りまくっています。歯科衛生士と患者さんは置いてきぼり。「何で検査するの？」「口の中の写真撮るなんて聞いたことがない！」。歯科衛生士からも「やりにくい」――いろいろな声が聞こえてくるようになります。

　やがて、自分だけで診療をまかなっていたときとは異なる悩みにぶつかります。口腔内規格写真撮影、歯周組織検査のスキルはどうする？　データ管理ソフトは抵抗なく扱える？　患者さんからクレームが来ちゃった――。さらに、歯科衛生士が二人になって狂喜乱舞したのもつかの間、新たな悩みが加わります。個々のスキルのバラつきをどうする？　配当患者はどう割り振る？――こういうのを「枚挙にいとまがない」って言うのかな、などと思います。

　とはいえ、しばらくすると本当に必要なことが見えてきました。いま自分がすべきこと、それは

・患者さんがヘルスケア型診療を理解し、安心して通院できる環境を整えること
・歯科衛生士の、患者さんを担当するやりがいを（スキルを含めて）支援していくこと

この二つではないか、と。「システムを作り上げる」ことに注力しすぎ、ややもすると患者不在になりがちな自分を反省しました。

　ヘルスケア型診療に邁進《まいしん》している今でも、患者さんが安心して通院できているか、適切なメインテナンスができているかなど、いつも気になります。また担当歯科衛生士の前で、僕が見たこともない明るい表情を見せる患者さんが通院しているのを見ると、「そんな笑顔見たことないよ」と、うれしい反面、ちょっと嫉妬心を抱いてしまう自分がいます。でもこれが、私が目指した本当のヘルスケア型診療の姿だろうと思います。

トピック5

なぜメインテナンスに患者さんは移行しないのか？

●患者さん全員をメインテナンスに移行させようとは思わないほうがいい

河野　治療であれば、痛みがあったり生活に不便が生じるから、患者さんは来院せざるを得ない。しかしメインテナンスは、生活に支障がないのに歯科医院に来るわけですから、「来院してもらうのが難しいのはあたりまえ」と考えるほうがいいと私は思います。皆さんはどうでしょうか。

川嶋　「のど元を過ぎれば熱さを忘れる」ということばがあるくらいですから、治療中はモチベーションが高くても、症状がなくなればモチベーションが低下して当然ですよね。

河野　私は、メインテナンスに来る・来ないを決定するのは患者さんですから、患者さんに「歯科医院に来たほうがいいんだ」と、どう思わせるかがキーだと考えています。

杉山　こういった悩みをお持ちの院長や歯科衛生士は、メインテナンスになんとかして患者さんを移行させようと必死なのかもしれませんね。ただ、すべての患者さんが移行できるわけではない、という事実を知っておく必要があると思います。
　たとえば、三割の患者さんはみずからメインテナンスを希望し、三割の患者さんは聞く耳を持たず、三割の患者さんはどうしようかと迷っている、という報告があります。

河野　コンプライアーに関する論文ですよね。実際、河野歯科の全初診患者の五年後を調べてみると、メインテナンスに移行するのは三割程度です。

杉山　藤木省三先生の大西歯科でも、四割くらいだそうです。紹介患者さんの多い歯科医院ではメインテナンス移行率はもっと多くなると思いますが、それでも患者さん全員、というわけではないでしょう。
　従来型の歯科医療から脱却しようと思うと、「すべての患者さんにメインテナンスを！」と意気込みがちですが、「三割の患者さんは困難」と思っていないと、しんどくなりますよ。歯科衛生士が空回りして、「あの人も来ない、この人も来ませ

メインテナンス率について

メインテナンスにどれくらいの患者さんが来ているかを把握しておくことは大事です。

メインテナンス率の計算は、分母と分子をどの数値にするかによって、まったく異なったものとなります。

ここでは、医院のシステムを評価したり将来のメインテナンス者数を推測することを考えて、「初診来院された患者さんが、3年後にどの割合でメインテナンス者となっているか」を計算しました。

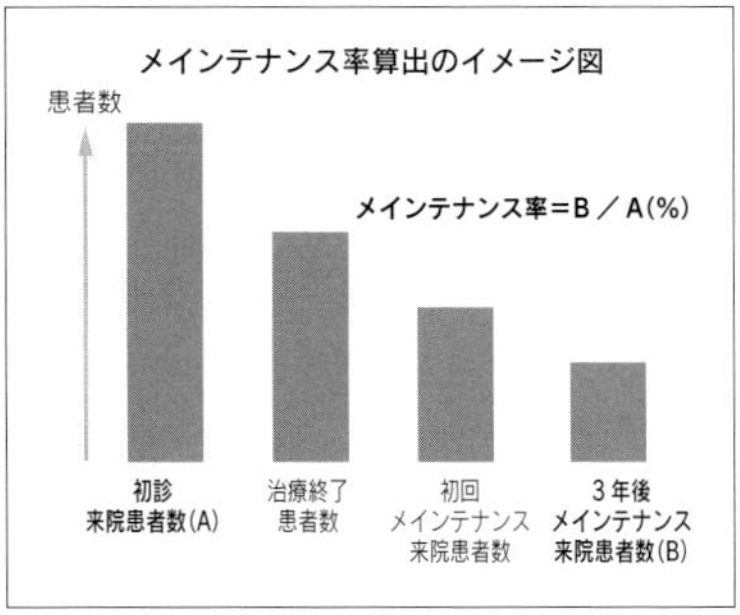

杉山歯科のメインテナンス率

＜データ解説＞

・2005年9月から診療終了時間を19時30分から18時へと変更した。

・2006年から健康ノートを配布するようになった。

・2005年と2006年の初診患者数が多いのは、近隣の歯科医院が閉院したため。

・初診患者の約10%は外国人（おもにブラジル）で、ほとんどが主訴対応。この患者さんを除外するとメインテナンス率は数%上がる(2007年初診では28%)。

初診年	初診患者数	3年後メインテナンス来院数	メンテ率(%)
2001年	383	59	15
2002年	398	61	15
2003年	378	76	20
2004年	414	74	18
2005年	469	109	23
2006年	500	114	23
2007年	399	97	24

3歯科医院のメインテナンス率比較

初診年	河野歯科	杉山歯科	田中歯科
2007年	27%	24%	35%

この数字の比較は、実はあまり意味がありません。医院の立地環境、開院年数、診療方針などによって、上図の初診来院患者数(A)の中身が大きく変わるからです。

しかし、それぞれの歯科医院で経年的に比較することは、医院のシステムを評価するうえで1つの資料になると思います。

●メインテナンス率について留意しておくべきこと（集計・杉山精一）。

んでした。私が悪いんでしょうか」なんて悩んでしまったら、それこそ不幸でなりません。

●痛くなってから来るでも、来てくれるならば次につながる

田中　私は、きちんと資料を取っているならば、たとえ今日メインテナンスに興味を示さなくても、また次に来院したときに働きかけることができるので、そんなに焦らなくてもいいと思っています。

何年ぶりかに不都合が生じて来院した患者さんに、数年前の写真と今の状況を比較して見せれば、その変化に誰だってハッとしますよ。それをきっかけにメインテナンスが始まるかもしれないし、実際に始まった患者さんもいます。

杉山　長い時間軸で考えれば、「一〇年ぶりの来院でもかまわない」ということですね。

田中　そういうふうに考えてもいいのではないでしょうか。「メインテナンスに来てもらわなきゃ」とか「メインテナンスが途絶えてしまうかもしれない」とか焦る気持ちはわかるけれど、私は待てばいいって思います。たとえ途絶えても、もしなにかで来院したら、もう一度働きかけるチャンスがあるんだから。

河野　そうですね。来院さえしてくれれば、どこかで変わるチャンスがある。

言いかたを変えれば、いちばん不幸なのは患者さんが来れなくなってしまうこと。

「俺の言うことを聞かないと治療しないぞ」とか院長が言ってしまって、けんかになっちゃうとか。すると患者さんと歯科医院の関係が途切れてしまう。「せっかくうちに来たんだから、またなにかあったら来てください」という関係でもいいと思います。

●健康感の高い人は必ずメインテナンスに来る、というわけではない

杉山　「すんなりメインテナンスに移行する患者さんや定期的に来院する患者さんは、健康感の高い人」と思いがちですが、健康感が高いからといって必ずしもメインテナンスを受診するとは限らないですよ。杉山歯科の患者さんで、「一年に一回、来院してはどうでしょう？」と提案しても、「二、三年に一回でも大丈夫よ」という患者さんがいて、実際にその間隔で来院しても健康を保っています。健康感が高いだけにそれなりに自分の身体のことをわかっていて、家でていねいにお手入れしているんですね。

その患者さんが久しぶりに来院したので、三年前の写真と今日の口腔内写真を比較してみたところ、本当に問題はありませんでした。これって患者さんにとっては大きな自信にもなります。

田中　「歯科医院は必ず定期的に通わなければならないところ」というよりも、「歯科医

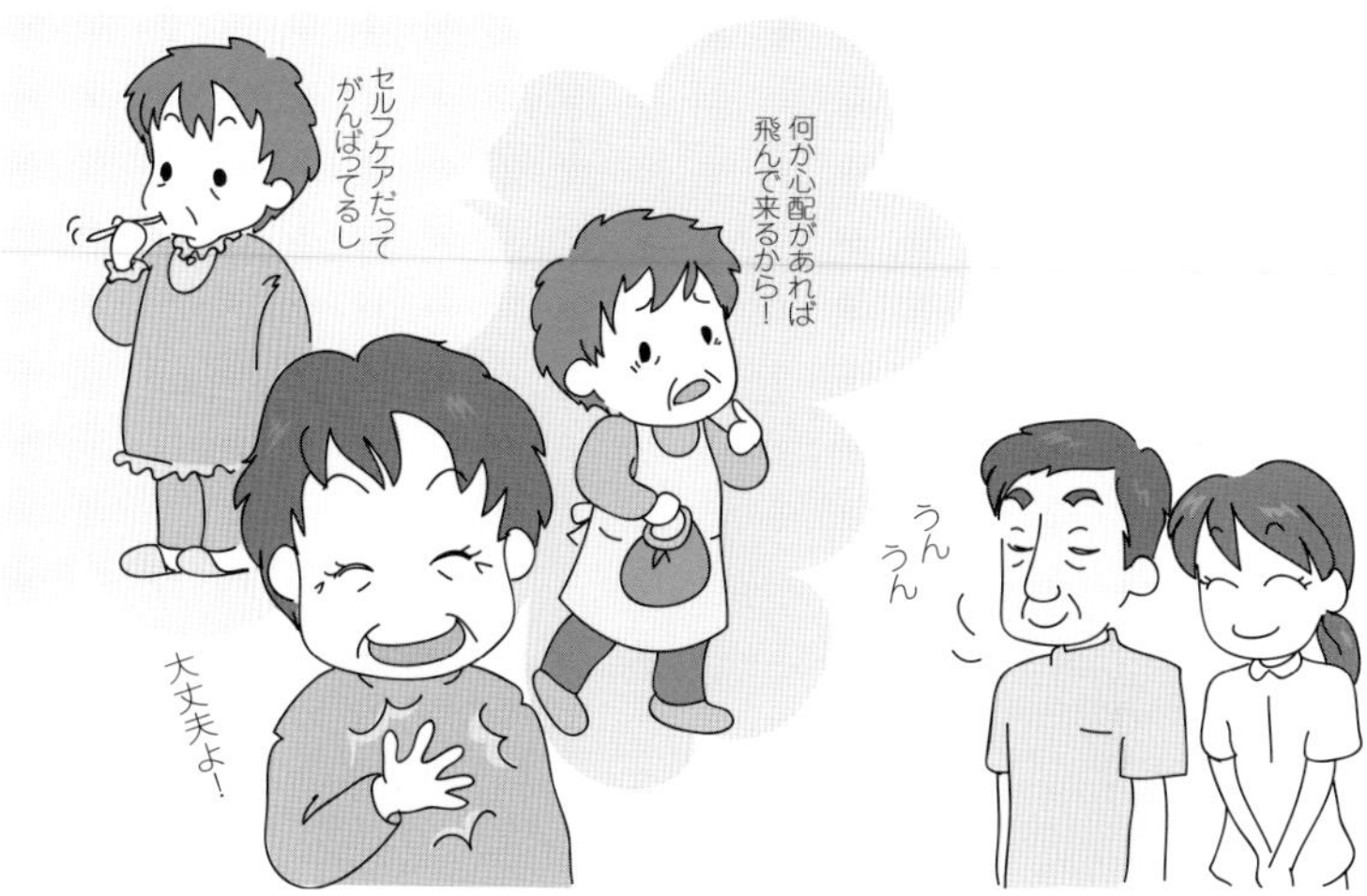
セルフケアだってがんばってるし
何か心配があれば飛んで来るから！
大丈夫よ！
うんうん
待ってますよ♪

●「私のことに関しては、私にまかせなさい！」という患者さんもいる。

院は自分の健康を守る手伝いをしてくれるところ」というふうに患者さんに思ってもらうほうが、患者さんとしても歯科医院と付き合いやすいでしょうね。

杉山　さっきの健康感の高い患者さんの続きですけど、「歯肉が下がってきたような気がする」とおっしゃって、ドキドキしながら来院されたこともあったんです。それで数年前の資料と比較してみたら、それは思い過ごしだったことがわかった。患者さんは「あぁよかった！」と安心されましたけれど、こういう歯科医院の使いかたも、患者さんによってはアリだと思います。

トピック6

患者さんのモチベーションを維持する・向上させる方法は？

●「健康感に訴える」が基本

川嶋　皆さんは、治療後に下がってしまったモチベーションを、どう盛り上げていますか？

河野　口腔内写真を見せて、治療の前後の比較をしながら話をします。やはり視覚に訴える情報は、「治療後の回復した状態を維持したい」という気持ちに大きく影響を与えると思います。

杉山　ただしこれは、中等度以上の患者さんではやりやすいですが、軽度の患者さんや健康な人では難しい。

河野　そうですね。中等度以上は、比較すれば変化が見えるし、脅かせば何とかなる（笑）。しかし、二〇代で歯石も付いていない、ポケットもう蝕もほとんどない健康な患者さんに、「メインテナンスに通わないとむし歯になるし、歯周病になると歯が抜けるんですよ」なんて言ってもイメージできないですね。また、「脅かす」といま言いましたけれど、脅したところで結局はどうにもなりません。

私は、「せっかくいい状態なんだから、悪くならないように維持していきましょう」と、いかに健康感に訴えるかが重要だと思っています。

田中　まったくそのとおりだと思います。いくら口腔内写真を前後で比較しても、歯肉の炎症が少ない患者さんでは響きにくいのは事実です。あえて違いがわかるところを見せようとしますが、患者さんから「どこが違うの？」と言われてしまったり（笑）。

ですから私は、比較するのではなく、「これから先はいろんなことがあるから、これを維持していくほうがずっと楽ですよ」ということを訴えるようにしています。

●子どもなら「お友達になってしまう」のもテクニックの一つ

齋藤　お母さんが「子どもには歯で苦労させたくない」とがんばってカリエスフリーを達成しても、親の手を離れるころになるとメインテナンスがうまくいかくなる、ということが多いじゃないですか。今まさにそれに直面していまして……。

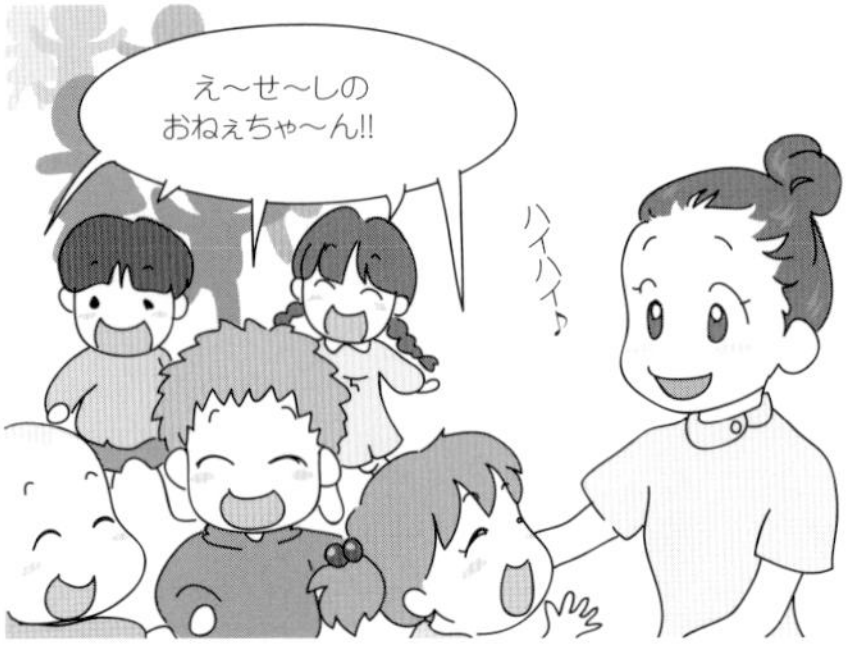

●小さい子にとっては、担当歯科衛生士とお友達になる、というのは大きな来院動機になる。

河野　それこそ、小学生高学年とか中学生のときに、「カリエスフリーであること、自分が健康であることは、あなたの宝物の一つなんだよ」というメッセージを送りつづけて刷り込むことが大切だよね。

杉山　子どもなら、歯科衛生士と仲よくなる、というのも大きな来院のモチベーションになると思いますよ。小学生の女の子だと、自分の口がどうのこうのではなく、「あのお姉さんと話がしたい」という感覚で来院し続けることもありますから。

田中　そんな小学生も一〇年通えば大学生。女の子だと担当歯科衛生士と仲よく話をしていて、私が入る余地なし、ということもあります。それはそれでさみしいけれど、これほどうれしいことはないですよね。

杉山　歯科衛生士がカリエスフリーの子どもたちを育てていくこともできますし、私たちもそれができる歯科衛生士を育てていかなければならないと思います。

トピック7

メインテナンスが中断してしまうのはなぜか?

●メインテナンス中断は、患者さんの不信感の表れの可能性・大

川嶋　メインテナンスが中断するのは「患者さんのモチベーションが下がったから」と私は考えているのですが、皆さんはどう思われていますか?

河野　私は、モチベーションが上がる・下がるということよりも、もっと別の要因があると考えています。

「メインテナンスが中断する」ということは、一回でもメインテナンスに来院したことがあるはずです。つまり、メインテナンスに移行するという最初のハードル

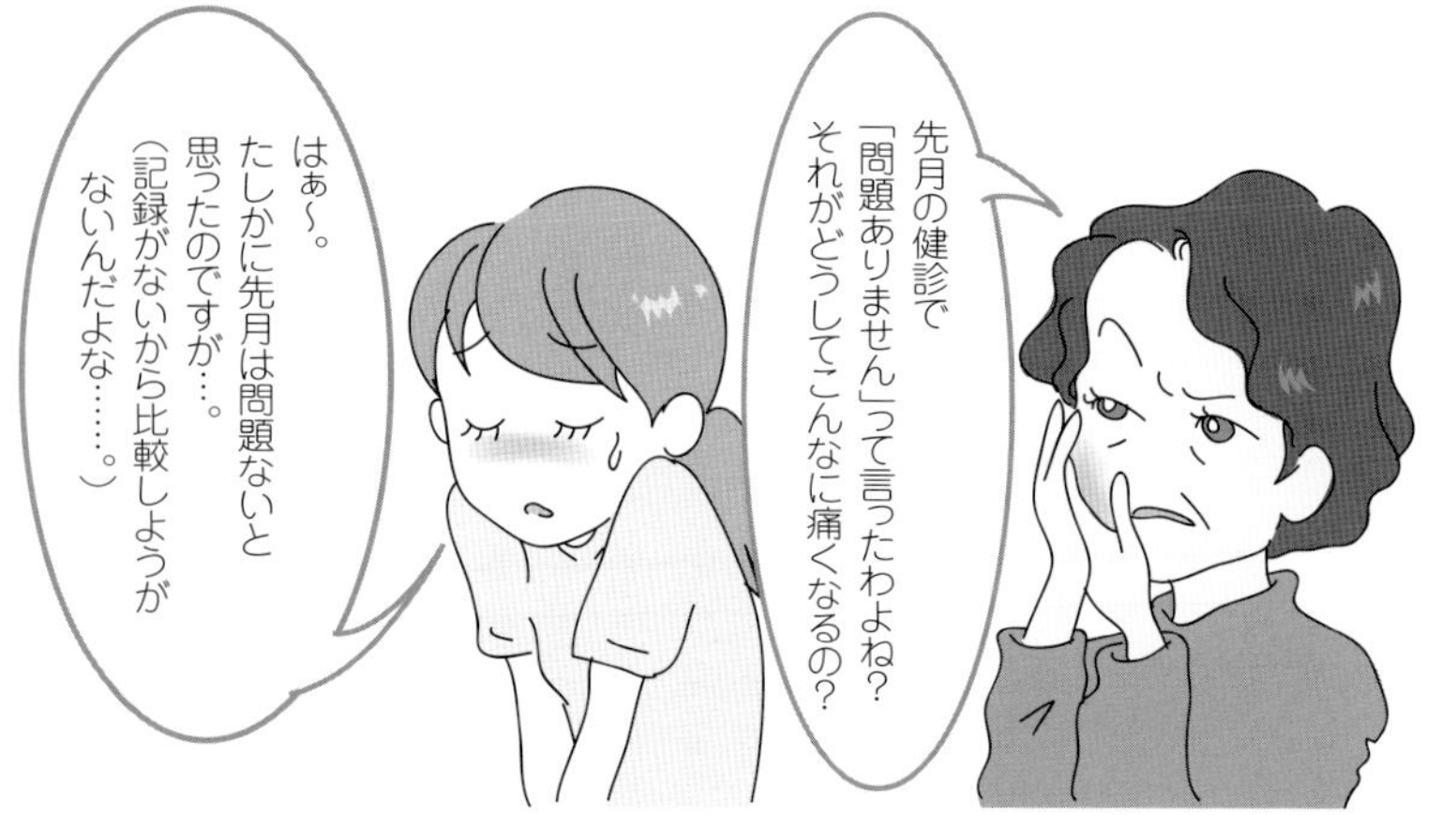
先月の健診で
「問題ありません」って言ったわよね？
それがどうしてこんなに痛くなるの？
はぁ～。
たしかに先月は問題ないと
思ったのですが…。
（記録がないから比較しようが
ないんだよな……。）

●検査・評価のないメインテナンスの落とし穴。

はクリアしたわけですよね。それでも中断してしまうのは、歯科医院に来る価値を見いだせないなにかがあったからでしょう。私は、中断する最大の原因は「患者さんが歯科医院に不信感を抱いているから」と思っています。

患者さんが抱く不信感の最たるもの——それは「メインテナンスに通っているにもかかわらず突然悪化する」ということです。これは絶対に避けなければならない。

だってそうでしょう。三ヵ月毎に来院していたのに、突然う窩ができてしまえば、「このまえ診てもらったのはなんだったの？」と不信感を抱くのは当然です。また、ずっと「いい状態です」「がんばっていますね」なんて言われ続けていたのに、ある日突然「抜歯しなければダメです」なんて言われたら、もう通うことがイヤになる。

杉山　私も、こういった不信感はメインテナンス中断に至る大きな要因だと思います。

メインテナンスとは、つねに過去の検査結果などと現状を比較しながら、患者さんに情報やケアを提供し、健康を維持していこうというものです。しかし残念ながら、メインテナンス＝クリーニングのように思われがちで、そこには検査もなにもしないことが多いようです。そういったメインテナンスを行っている歯科医院では、突然の悪化などが生じやすく、患者さんが不信感を抱きやすい。

田中　メインテナンスでは、場合によっては問題のあるところを妥協的にサポートしていかなければならないこともあるわけです。そのためには、初診時から続く経時的な記録と評価が欠かせません。逆にそれがないと、「なぜメインテナンスを受けるのか」という目的すらあいまいになってしまう可能性があります。

齋藤　メインテナンスは、記録をしっかり評価する場であるというわけですね。

河野　たとえば、同じメインテナンス中の抜歯であっても、突然の悪化で急に抜歯されるのと、最初から「この歯はもう駄目だけれども、使えるだけ使ってみましょう。悪くなったら抜歯もやむなしです」のように、患者さんに情報提供をしてモニタリングとケアを続けた結果やむなく抜歯に至るのとでは、患者さんの受ける印象は全然

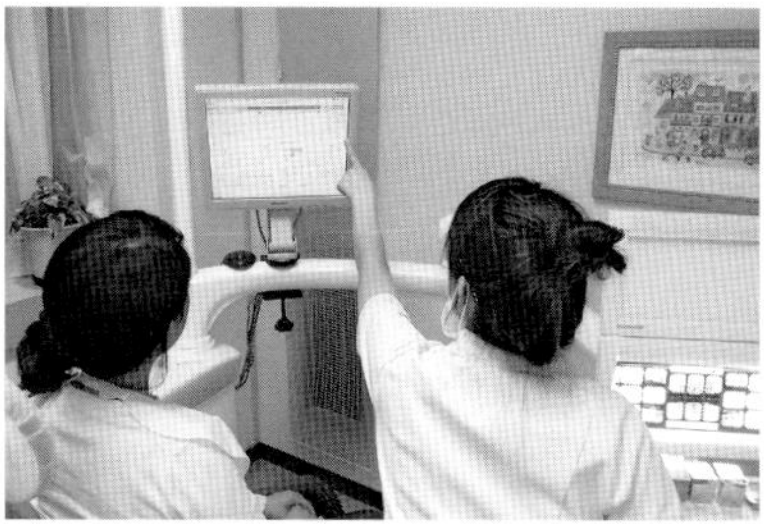

●メインテナンス時は、これまでの経緯を比較しながら情報提供し、健康を維持できていることを積極的に伝えることが大事。

違って当然です。どっちの抜歯が患者さんに納得してもらえるか？ということです。

メインテナンスが中断しがちな歯科医院は、検査や記録採取などを含む診療システム全体を一度見直してみる必要があるでしょうね。

●患者さんにとってプラスになることを提供する

田中　患者さんがメインテナンスに来院するのは、自分にとって「プラスになること」があるから来院するわけです。ですから私は、積極的にプラスになること、プラスになる情報を提供していくことが欠かせないと思います。

杉山　そうですね。私は、「変わっていない」ということこそが、患者さんにとってもっとも意義のあるプラスのことだと思います。

たとえば、過去のエックス線写真と現状を比較しながら「骨の高さ、変わっていないですよ」って伝えると、患者さんは本当に安心されます。こういう情報って、「メインテナンスを受けてきて、本当によかった」というプラスの情報ですよね。

田中　高齢者ではその傾向がよく見られます。また、たとえば「同世代ではこういう傾向ですが、それに対して○○さんはいい状態ですよ」のように、種々の検査結果を比較しながら情報提供すると、メインテナンスの価値を理解したり、モチベーションアップにつながります。

河野　ちょっとした変化にすばやく対応するということも、患者さんにとってプラスになることです。

　メインテナンスを続けていると、たまに6番遠心や7番遠心などにポケットがポコッとできてくることがありますよね。そういうものを見逃さず、すぐに対処することで、次回来院時には改善させることができる。大事になる前に改善できてよかった――これも患者さんにとって大きなプラスです。

川嶋　患者さんにプラスになることを提供するには、やはり検査や資料採得をしっかりと行って、たえずそれらを評価し続けることが欠かせないということですね。

田中　これこそが、私たちが説く「ヘルスケア型診療の本質」に触れるポイントです。

●患者さんに「日向ぼっこしてもらう」くらいの対応を心がける

齋藤　先生方は、ほかにもメインテナンス時に心がけているようなことはありますか？

田中　田中歯科では、

①ほめる

②励ます

③事務的な対応をしない

ということをつねに心がけています。

まず『①ほめる』ですが、来院されたことをほめたり、できていることをほめています。メインテナンス来院までのあいだ、患者さんはなんらかの努力をしてきたと思います。それをしっかり探して、変わったこと、がんばったことは必ずほめます。

そして、プラスαがんばってほしいところを『②励ます』。「セルフケア、とてもよくなっていますね。あとここのところ、もう少しがんばると……」のようにです。

さらに、こういう患者さんとのやりとりは、世間話の一つもできないとけっこう難しいものです。淡々と検査やって結果を話して……では成り立ちません。だから『③事務的な対応をしない』ように心がけています。

齋藤　①と②は、先述の評価・モニタリングがしっかりとできていないと無理ですね。

田中　すべてはそれがあってこそ、ですからね。

また、患者さんと担当歯科衛生士だけの関係ではなく、歯科医院全体で患者さんに関わることが大切だとも思います。たとえば、患者さんが来院されたことがイン

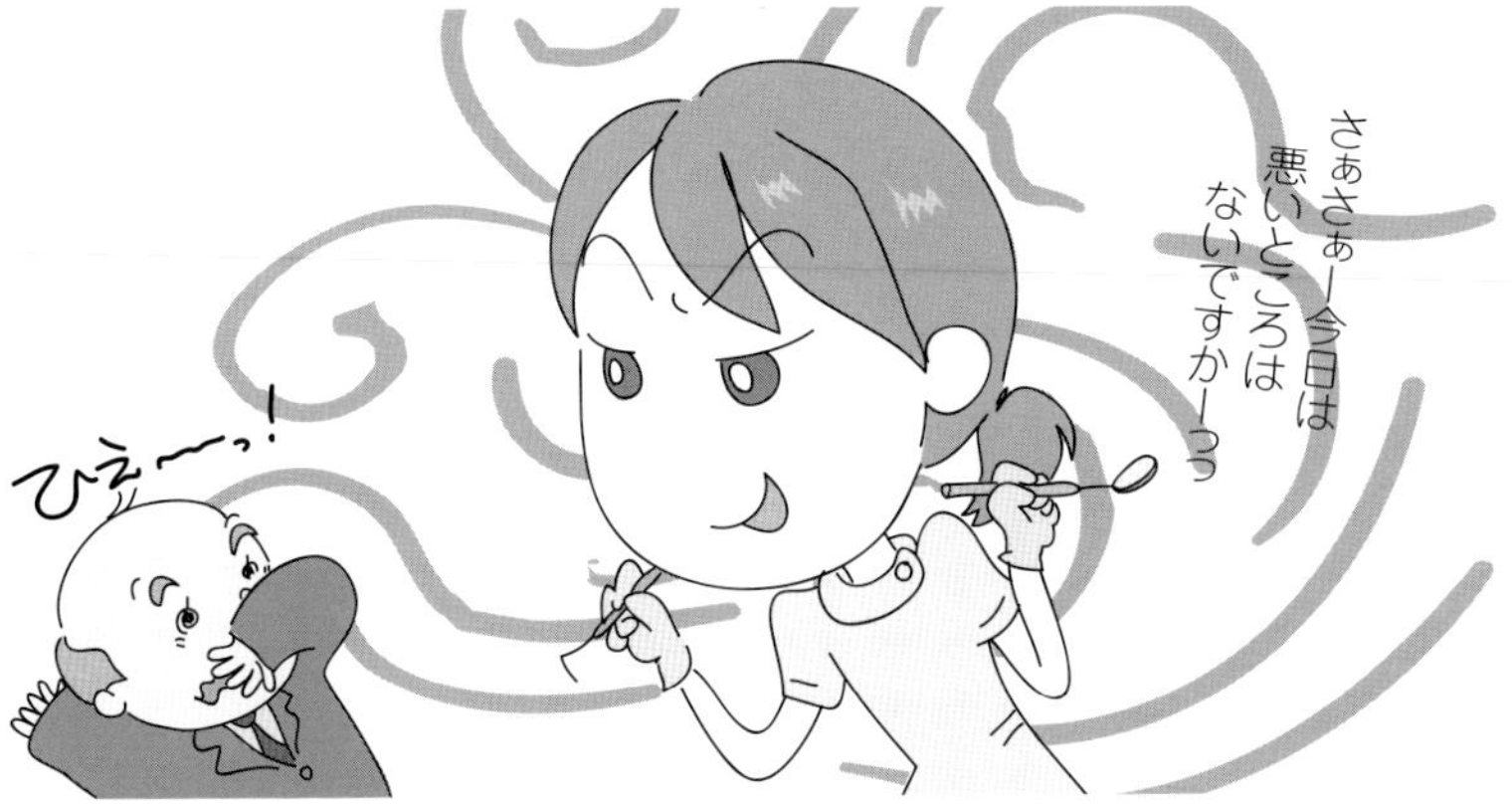
さぁさぁー今日は
悪いところは
ないですかーっ
ひえ〜〜っ！

●こんなオーラじゃ、メインテナンスに継続的に来院しにくくなるのは当然。

カムを通じて全員にすぐ伝わるようにしたり、受付時に「前回気になされていたことは大丈夫ですか？」と声をかけたりする。また、なにかいただきものをしたときなどは、すれ違う誰もがちゃんとお礼を言う――。

　こういうことって、患者さんからすれば「この歯科医院、自分のことをよくわかってくれている」という安心につながると思います。

川嶋　こういう対応をされると、すごくうれしくなりますよね。

杉山　田中先生のおっしゃるとおりです。杉山歯科でも、

①患者さんの気分を悪くさせない

②痛くさせない

③約束の時間内に終わる

④想定の範囲内の料金に押さえるなどに気をつけています。どれかが欠けると、「行くのイヤだな」となる可能性があると思います。

田中　せっかく来院されたのだから、北風に当てるのではなく、日向ぼっこしてもらいたいですよね。イヤな思いをするのではなく、来た甲斐を感じてもらいたい。健康な人ほど、こういった要素もメインテナンス継続に欠かせないことだと思います。

●患者さんの事情も汲んで、メインテナンス再会をお待ちする

田中　メインテナンスが中断するもう一つの理由に、患者さんの都合、というのもあります。定期的にメインテナンスに通っていた患者さんが急に途絶えてしまい、どうしたのかな？と思っていたら一年ぶりくらいにやってきて、「実は主人が亡くなりまして……」と話されたことがありました。中高年になると、親の介護などいろいろな家庭の事情なども現れてくるようになります。

「メインテナンスに来る・来ない」という二者択一で片付けるのではなくて、そういった患者さんの事情を汲みながら「いつでもいらしてください。こちらは準備万端、資料をそろえてお待ちしています」というスタンスでいることも、患者さん主体のメインテナンスに必要な心がけだと思います。

トピック8

口腔内写真や検査結果の膨大なデータはどう管理すればよいか?

●誰もが簡単にデータを活用できることを前提に考えると、ソフト導入は必要不可欠

川嶋　ヘルスケア型診療をするうえでは、口腔内写真や歯周組織検査など各種検査を駆使して情報提供することが欠かせないですが、実際に日常臨床でそれらデータを自由に活用するとなると、なんらかのデータ管理ソフトがないと、その患者さんの口腔内写真や歯周組織検査などを引き出したり比較検討することが、だんだん難しくなってきますね。

河野　パソコンのスキルがある人ほど、患者さんごとにフォルダを作って写真や検査結果

を保存しておけばいいと思いがちだけれども、現実にはそれだけでは資料を活かすことができない。

齋藤 そうなんですよね。口腔内写真や検査結果が、時系列でパッとわかるようになっていないと現場では使いにくいんです。

田中 口腔内写真の管理を例にすると、私は最初、年度やら患者番号でフォルダ管理して、フリーソフトの画像ビューアで患者さんに見せていたんですね。歯科衛生士もそれは覚えてやってくれていましたが、パソコン上で二枚の画像を並べて比較するということがけっこう難しかった。私はちょっと操作すればできるのですが、歯科衛生士は覚えられなかったんです。そのとき、「パソコンは誰もが使えなければ意味がない」ということに気がついて、それらがいとも簡単に実現できるソフトを導入することにしました。

川嶋 誰もが簡単にデータを扱えなければ意味がないですからね。歯科医院のスタッフ全員がパソコン操作のスキルが高いわけではないので、操作のハードルを下げるためにもなんらかのデータ管理ソフトの導入は不可欠ですよ。

杉山 データ管理ソフトは「これを購入するとすぐに保険点数がつく」という類のものではないので、必要性がピンと来ないかもしれません。ただ、ヘルスケア型診療に移行してしばらくすると、現実に扱うデータ量が半端なく多くなります。

トピック8　口腔内写真や検査結果の膨大なデータはどう管理すればよいか？

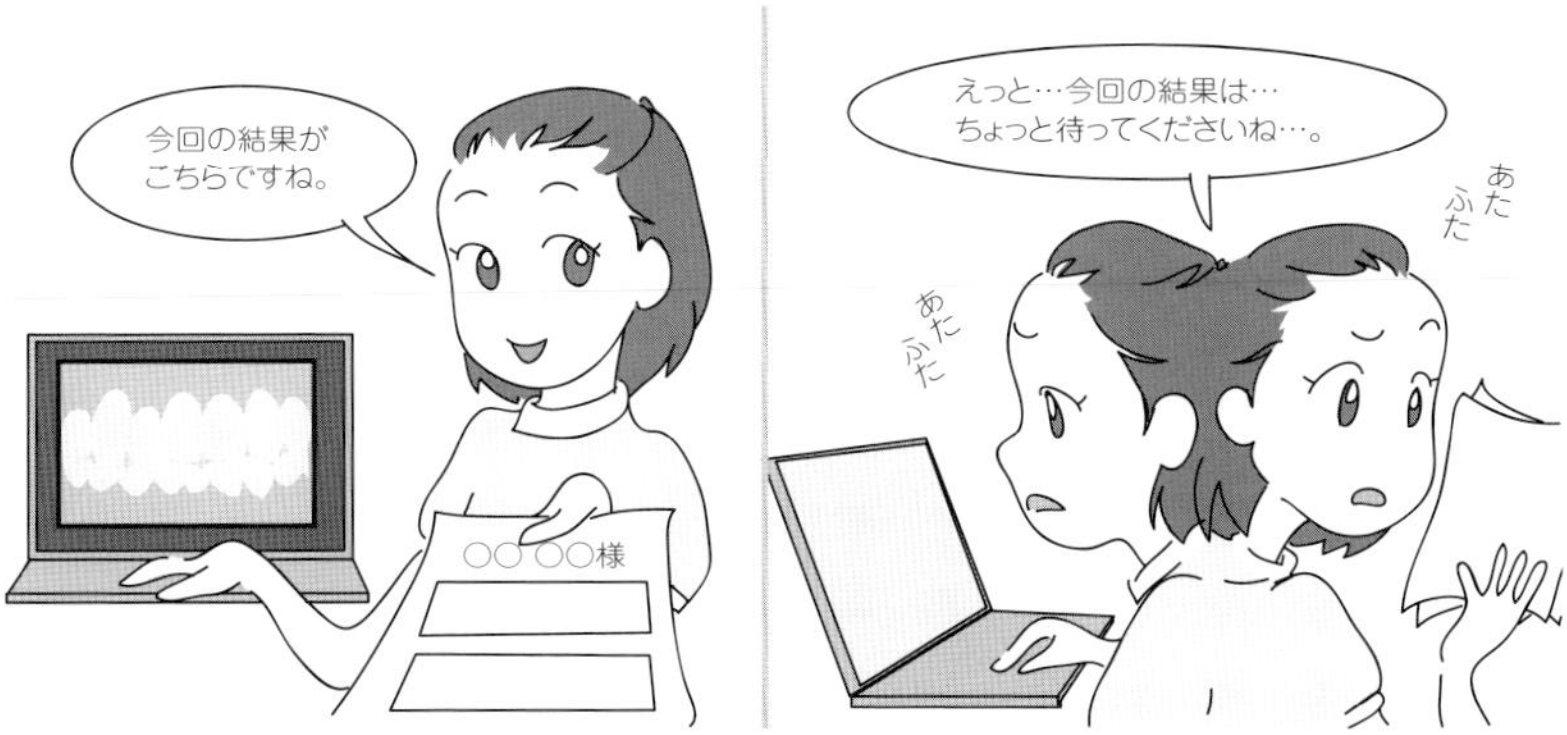
今回の結果がこちらですね。
○○ ○○様
えっと…今回の結果は…ちょっと待ってくださいね…。
あたふた
あたふた

●膨大なデータに押しつぶされるよりも、データを存分に活かしたいですよね。

田中　口腔内写真にしても、杉山歯科の場合、一人あたり一四枚撮影しますから、五名来院すれば七〇枚。初診からメインテナンスまでそれぞれのフェーズの患者さんが毎日いらっしゃいますから、毎日一〇〇枚以上は普通に撮影しています。そしてそれは、あっという間に一〇万単位に膨れ上がる。

日常臨床で比較・検討しなければならないのは歯周組織検査、唾液検査など多岐にわたりますから、それらをリンクさせながら、いかにシンプルかつ素早く整理して患者さんに還元できるかを考えると、データ管理ソフトのすごさ、価値を理解できると思います。

いま発売されているデータ管理ソフトは、画像や検査結果を管理できるのはいうまでもなく、時系列で表示したり、ある特定の部位だけをピックアップして比較するといった機能を備えているので、歯科衛生士が難なく使えるものならば、どのデータ管理ソフトを選んでもよいと思います。

河野　歯科衛生士のだれもが無理なく使えるということは、「そのシステムを長く続けられる」ということにつながります。

また、データ管理ソフトを活用することで、来院される患者さんの傾向や、歯科医院の実力――つまり患者さんの健康にどれだけ寄与することができるのか、もしくは歯科医院の弱点はなにかを、客観的に把握することもできます。データは活用してこそ価値がありますから、取りっぱなしにしないためにも、導入を検討すべきだと思います。

●一分一秒を争うからこそ、ハードルを下げる投資は惜しまない

杉山　一人のアポイント時間のなかですべきことはけっこうあって、だれもが忙しいですよね。こういったデータ管理ソフトは、限られた時間内でうまく活用できるかが定着のキーになると思います。

杉山歯科では、口腔内写真撮影からプリントアウトするまでの時間が、だいたい三分くらいで行えるように、杉山歯科オリジナルのシステムを組んでいます。過去のデータのプリントアウトであれば、各チェアサイドにパソコンとプリンタがあり

ますから、それこそ待たせることなく瞬時に引き出せるようにしています。

河野　河野歯科でも、口腔内写真の撮影後、出力するまでの時間は二分四〇秒程度です。短時間で、だれもがデータの取り込み、写真の並び変え、出力ができるわけですから、データ管理ソフトを導入してパソコン操作のハードルを下げると、口腔内写真撮影、情報提供、モチベーションなどが無理なく行えるようになるんです。

川嶋　現実的にはパソコン一台ですべてをこなすのも無理が出てきますから、杉山歯科のように各チェアごとにパソコンがあるのが理想的ですね。

杉山　杉山歯科のシステムはＬＡＮで結ばれていますから、どのチェアでも同じ操作で口腔内写真や歯周組織検査結果などが引き出せます。システムとしては大がかりですが、使い勝手を極力シンプルにして、業務に負担をかけないようにしています。

川嶋　一見すると、ソフトやパソコンの設備投資額が膨大な感じがしますけれど、ＣＴやレーザーを購入するよりもはるかに安くて意義深いものですよね。

杉山　歯科医師って、マニアックな機械とかハイテク機器を買いがちじゃないですか。しかし、口腔内写真や検査結果をしっかり管理するだけでメインテナンスやモチベーションに活用できるとすれば、どっちのほうが価値があるか？と思うんです。

齋藤　歯科衛生士が皆使うもので、仕事が楽になり、患者さんに還元できるものですから、データ管理ソフトへの投資は惜しんではいけないですね。

患者管理データベース

ウィステリア Pro (ver. 4.0)

紹介：藤木省三（神戸市・大西歯科）

●死んだデータと生きたデータ

たとえば、スライドフィルムで撮影した写真は、一旦しまわれてしまうと、その後はほとんど使われることがない。このようなデータを「死んだデータ」という。デジタル化されてもスタッフが簡単に使えないかぎり、撮影した写真は死んでしまう。

ウィステリア Pro は、実際に臨床している歯科医師によって開発されているので、データを生かす工夫が随所にみられる。初診と再評価などの比較も三回のクリックでできるように設計されていて、筆者やスタッフは患者さんへの説明、治療計画立案、症例検討などで毎日一〇〇枚以上の写真を活用している。

●自由度の高い検索機能

う蝕や歯周病のデータを「死んだデータ」にしないためには、検索機能の充実が不可欠である。ウィステリア Pro は、ファイルメーカー™の検索機能がすべて使えるため、思いついた検索が自由にできるのが特徴の一つである。検索をかけて自分の臨床を振り返ることほどおもしろいことはない。

●自分流のカスタマイズ機能

まじめに臨床に取り組む人ほど、自分の臨床の結果を正確に知りたいと願うだろう。補綴は十分機能しているのか、メインテナンスは有効か、新しく導入した機材は役に立っているのか。それらの結果を入力し評価するためには、データ管理ソフトが自由にカスタマイズできることが不可欠である。ほとんどの市販のソフトは、各診療室の希望を受け入れてくれはしない。そこが、ウィステリア Pro との大きな違いである。

【おもな機能】

- カルテナンバー、氏名、住所、生年月日、電話番号、初診日を記録。
- 唾液検査のデータ（プラーク、SM、LB、食事回数、五分唾液量、緩衝能、フッ化物使用状況、DMFT(dft)）の記録。
- う蝕および歯周病のレーダーチャート表示。
- 歯周病のデータ（分類、進行度、リスクファクター、プラークインデックス、プロービングデプス（六点法）、出血面数、喫煙経験の有無、喫煙本数、リコール状況）の記録。
- 口腔内写真を四枚法、九枚法で記録、比較表示可能。

データ管理ソフト紹介・1

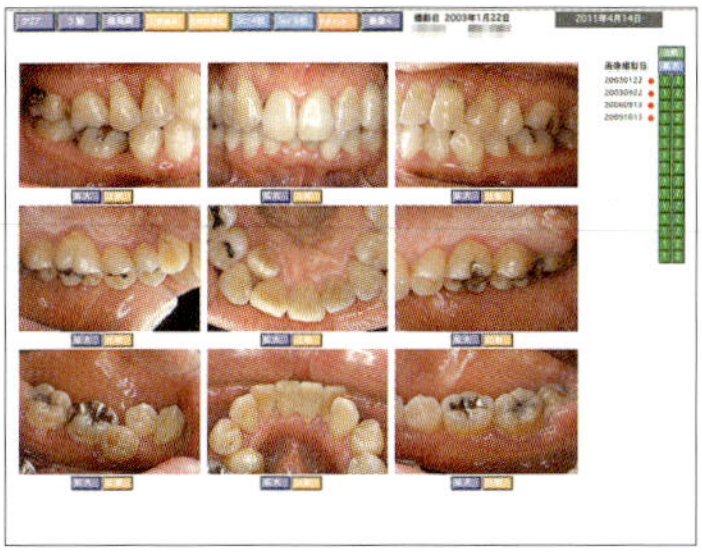

口腔内写真の９枚法表示。この画面からは、2003 年から 2009 年の間に４回撮影したことがわかる。

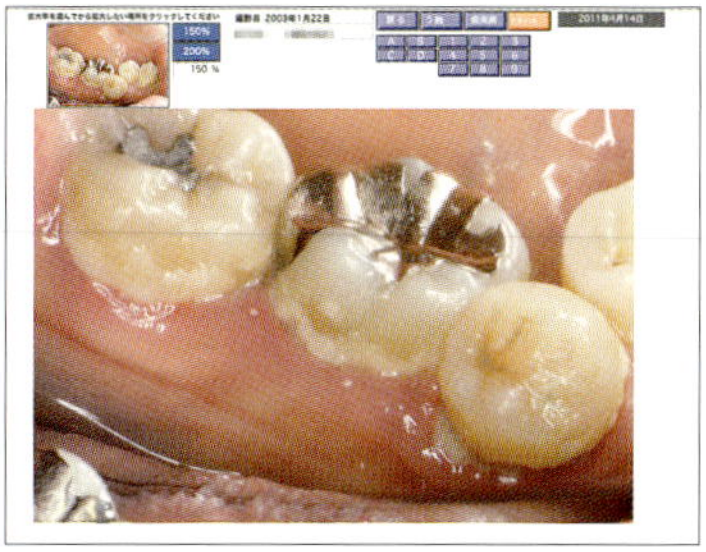

右下舌側部を拡大表示したところ。150％あるいは 200％に拡大が可能である。

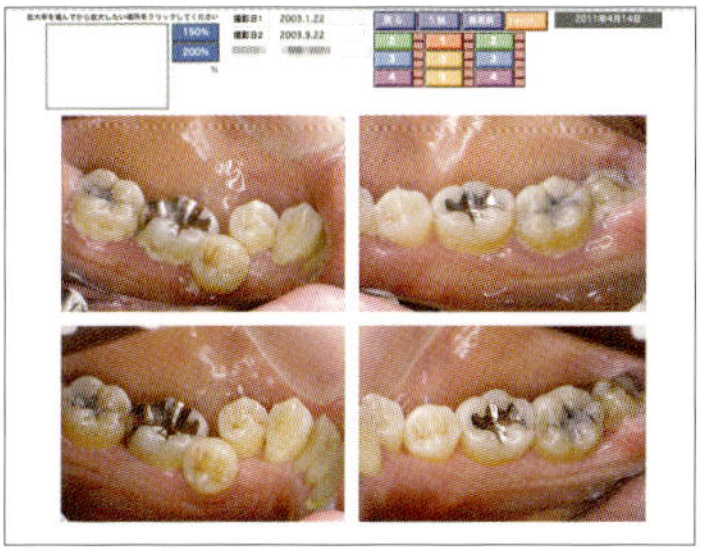

初診と再評価を比較表示したところ。舌側のプラークコントロールの著明な改善が一目瞭然である。

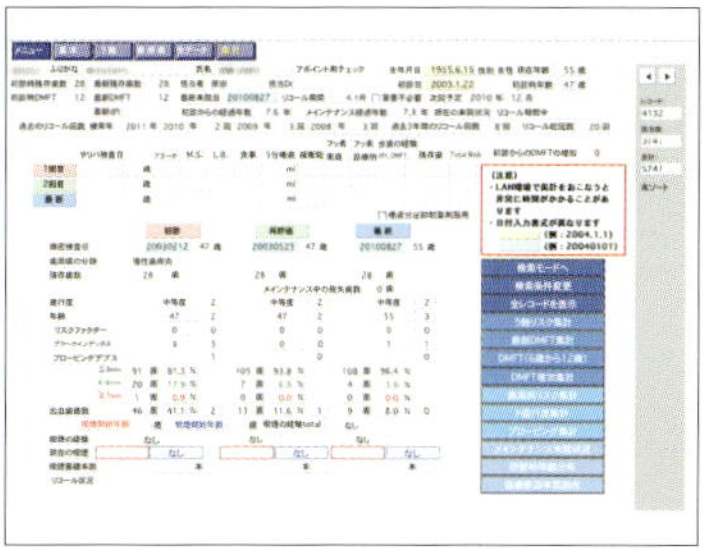

ウィステリアの集計専用画面。ワンクリックで検索が可能。もちろん、自由な検索も簡単にできる。

【動作環境】

- ファイルメーカー ™ Pro8.5 ～ 10 が動作すること
- QuickTime™ 7.x 以上
- Factory's FileMaker Plug-in 2

【問合せ先】

日本ヘルスケア歯科学会　（http://www.healthcare.gr.jp）

患者さんの目線で作られた資料提供&患者データ管理ソフト

Dental X for Mac（デンタル・テン）

紹介：田中正大（川口市・田中歯科クリニック）

●データ入力・資料出力が簡単

筆者にとってのDental Xの魅力を簡単に言うと、データの入力、資料の出力が非常に簡単であるということです。筆者らの診療スタイルは、歯式、歯周組織検査、口腔内写真など日々膨大な量のデータ入力をしながら、なおかつ患者さんにさまざまな情報提供をしていかなくてはなりません。Dental Xは写真以外のデータ入力にiPod touchやiPadを使います。チェアサイドで入力し、そのまま無線でMacに転送すると、自動で検査結果などの資料を印刷し、その場で患者さんにお渡しすることができます。紙にいったん記録してから、あとで入力するのに比べて、入力担当者の負担を大きく減らすことができます。

口腔内写真の入力も、撮影終了からデータ入力、整理、印刷まで数分で終わります。院内LANで各ユニットにクライアントを置いて、それぞれ入出力ともに独立して使用することができます。

●診療サポート資料が利用可能

また、DX Finderという膨大なプレゼン資料データーベースから、その患者さんにあった資料をその場で印刷して患者さんにお渡しすることもできます。「知覚過敏の指導をしたら、それに関する資料を」といった感じです。口頭での説明に加えて資料を持ち帰っていただくことで、より理解が得られると考えます。患者さんの状況に応じて提供する資料をあらかじめパターン化しておけば、複数の資料を同時に印刷することもでき、大変便利です。

●Macならではの便利機能

Macならではの便利機能として、「どこでもMy Mac」（別途設定が必要）という機能があります。インターネットに接続しているMacなら、世界中どこでもDental Xを開くことができて便利です。自宅でゆっくりチェックしたり、データ整理をしたりするときに重宝します。

【おもな機能】

・患者データ一元管理・プレゼン
・イラスト付患者向け診断書の作成
・画像の比較・動画・自動整理
・検査（自動印刷・比較・グラフ）
・患者用説明ツール・リスク統計
・患者向け資料作成
・ネットワーク（Mac・iPad・Win）
（詳細は左記ホームページ参照）

データ管理ソフト紹介・2

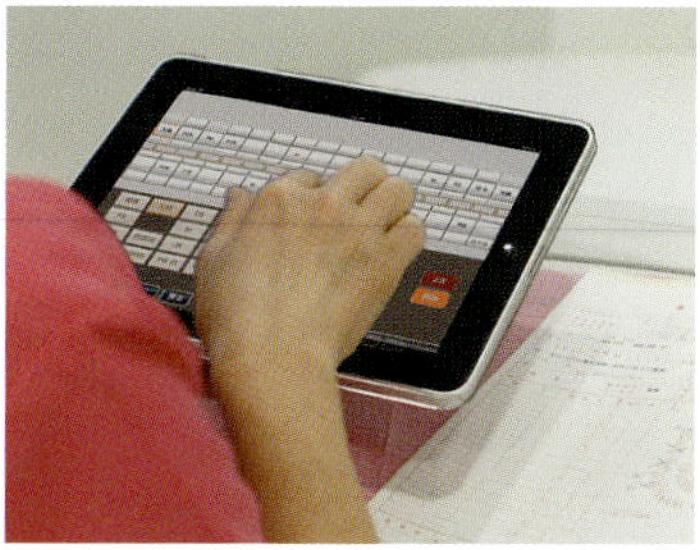

検査データはチェアーサイドで iPad や iPod touch を使ってを入力し、その場で DentalX 本体へデータを転送する。

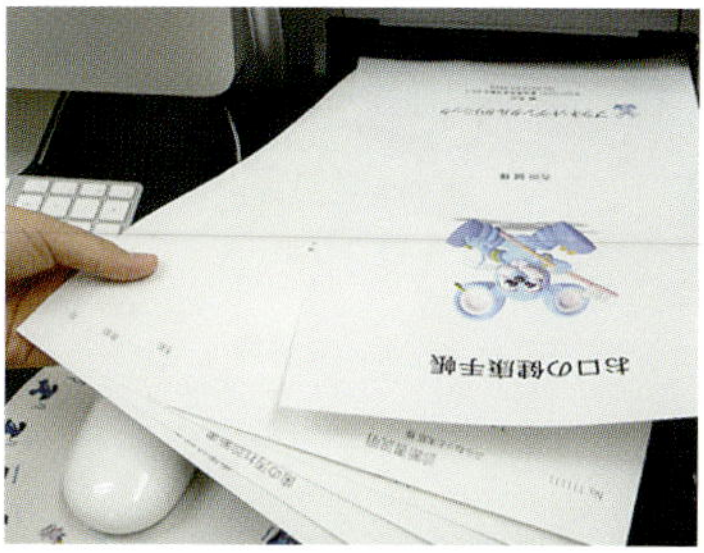

データ転送と同時に、検査データに応じた患者向けの診断書や歯周検査表が自動で印刷される。

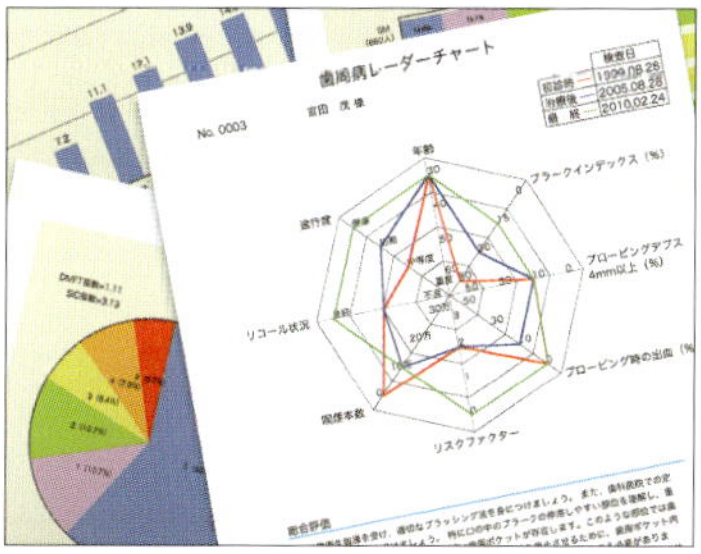

リスク統計機能では、検査データを利用してう蝕・歯周病リスクのデータベースを作成し、さまざまな統計表示が可能。

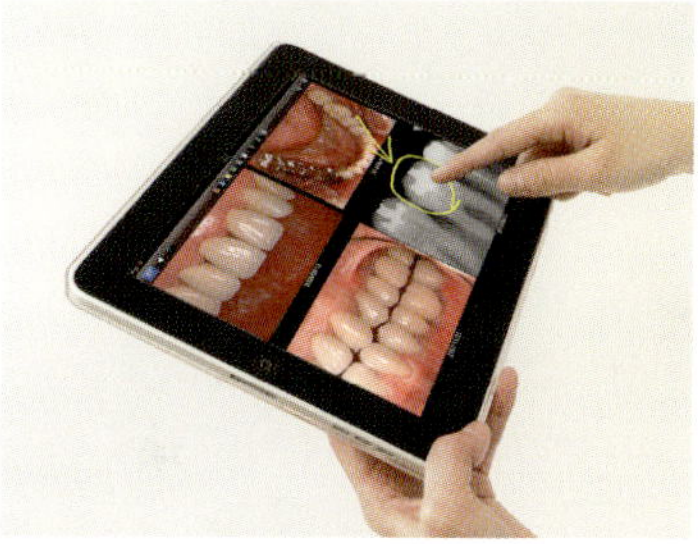

iPad では、検査入力だけでなく、DentalX に登録されたすべての画像や検査などのデータを表示することができる。

【動作環境】

- Intel プロセッサを搭載した Mac（Mac OS X v10.6 日本語版以上）。
- メモリ容量 2GB 以上、FireWire ポート必須
- フルカラー 1024 × 768 表示対応モニター
- A4 対応インクジェットカラープリンター

【問合せ先】

株式会社プラネット　（http://dentalx.jp）

トピック9

アポイント時間は何分刻みにしているか?

齋藤　皆さんはアポイント時間をどういうふうに設定していますか。

河野　河野歯科では、患者さんによって分けたり、歯科衛生士によって分けたりと、けっこうフレキシブルに考えています。アポイント時間を三〇分とか四五分とかにガチガチに決めないでいるのは、その時間内でできないのに次の予約を入れちゃうということをしたくないからです。

杉山　うちは、子どもで短い場合は二〇分、標準は四〇分、ちょっと検査が入る場合は六〇分にしています。

田中　最初は三〇分でできていたのですが、いまは考えることややることが増えて、三〇分では無理になってきました。ですから成人は四五分と一時間のアポイントにしています。子どもは三〇分のままです。次のアポイントの人を待たせるくらいなら、経営的に損をしても、ちゃんとできる時間を取ろう、ということです。「話好きで終わらないから、最初から一時間取ってしまえ」という患者さんもいますよ。

河野　いるいる。「この人は三〇分じゃ無理」というのは。

田中　その人は外でも話好きだろうから、きっと宣伝してくれるからいいかなと（笑）。
　以前は歯科衛生士三人のアポイントでユニット三台を回し、残りを歯科医師のユニットとしていたんですが、意外とユニットが遊んでいました。でも最近は、歯科衛生士が増えましたし、パートの歯科衛生士もいますから、かなりユニットが埋まるようになった。そうすると経営的には四五分でも実は大丈夫なんです。
　どういうことかと言うと、以前は歯科衛生士に早番・遅番があると、どうしても朝・夕の時間帯に空きが出てしまい、ユニット三台分の予約を全部埋めることはできませんでした。これは診療時間と歯科衛生士の人数を考えるとやむを得ないことでした。しかし歯科衛生士の人数が増えるとそういった時間にも予約を入れられるようになるので、一人あたりの診療時間を増やしても、結果的に以前より多くの予約を入れることができるようになりました。時間を増やしてユニットを埋めるよ

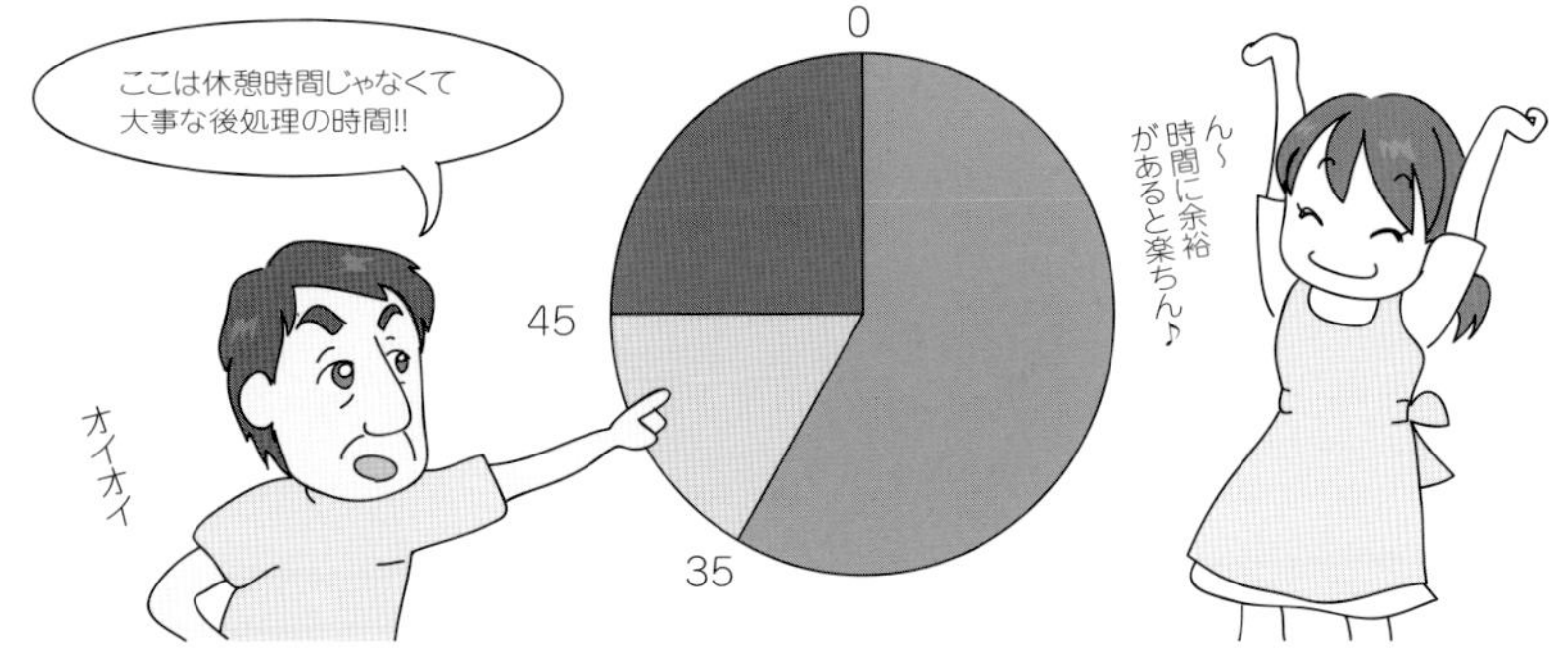
ここは休憩時間じゃなくて
大事な後処理の時間!!
オイオイ
0
45
35
ん～
時間に余裕
があると楽ちん♪

●45分あるからといって、のんびりできるわけではありません。

うな勤務体制にしたら、結果的に収入は減らなかった、というわけです。

「前の時間どおりでユニットを埋めればいいじゃないか」と言われそうですが、それでは次のアポイントに食い込んでしまうので、そこにはもう戻れないですね。

河野 短期的な視野で見るか、長期的な視野で見るか、ということですよね。短期的に見ると、ユニットを遊ばせたくないからガチガチに入れたくなるけれど、長期的に見ると、それによって患者さんを待たせたり、歯科衛生士の負担が大きくなってしまいますからね。

田中 その視点が大事ですね。ただし、「三五分くらいで終わるようにして、次の人がぴったり入るようにしてください」のように時間の使いかたをつねに話しています。ダラダラしてしまったら、元の木阿弥ですからね。

トピック９　アポイント時間は何分刻みにしているか？

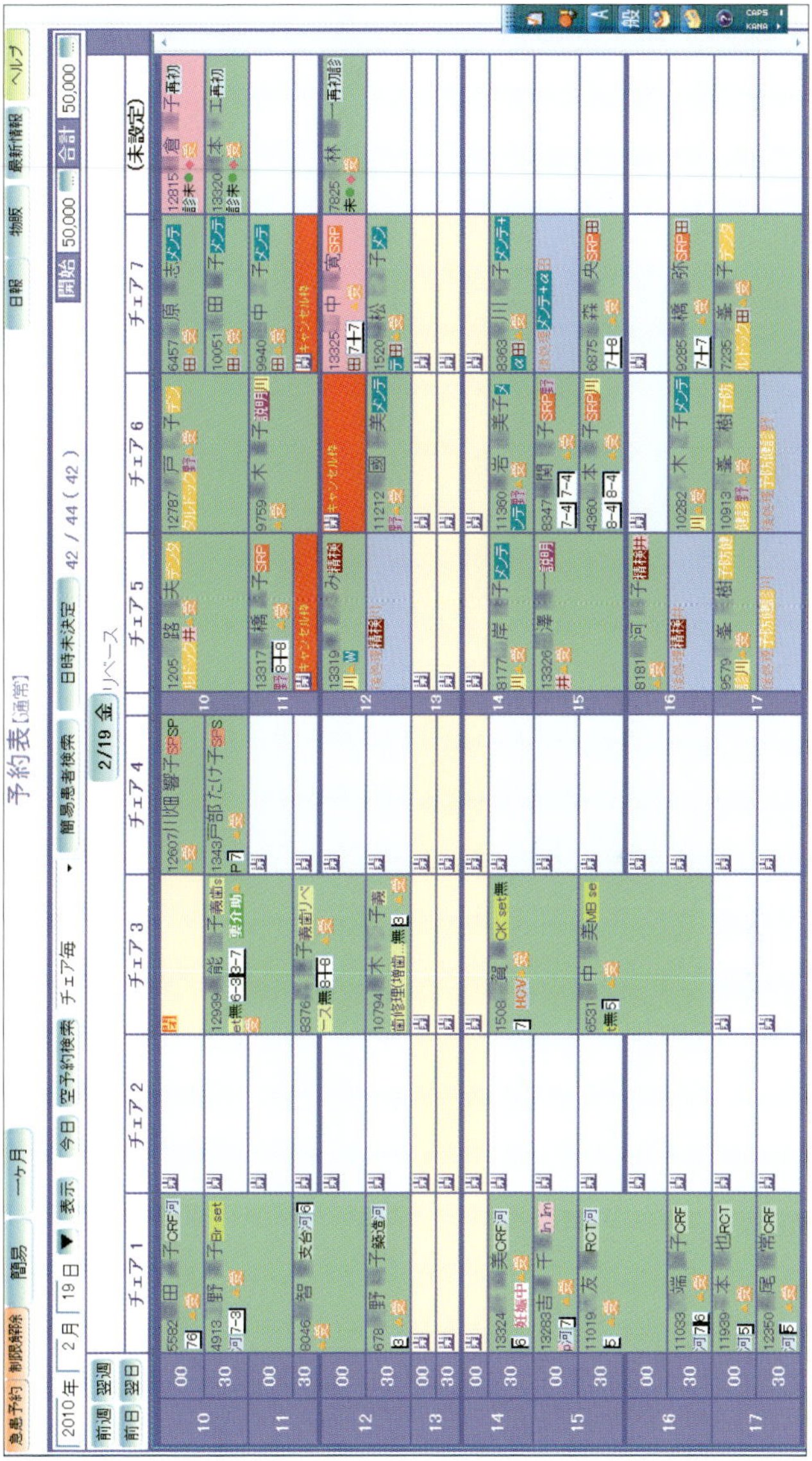

●河野歯科のアポイント（デントネット画面の抜粋）。
○チェア１とチェア３が歯科医師（院長）のアポイント、チェア５〜７が歯科衛生士５名のアポイントである。
○アポイントの基本は30分単位としているが、内容によっては１時間、１時間半としている。
○治療内容によって時間内に終わらないと予測される場合は、後処理(灰色)をつけて予約をブロックしている。
○来院した患者さんは緑、連絡があってキャンセルすると赤、無断キャンセルはピンクになる。

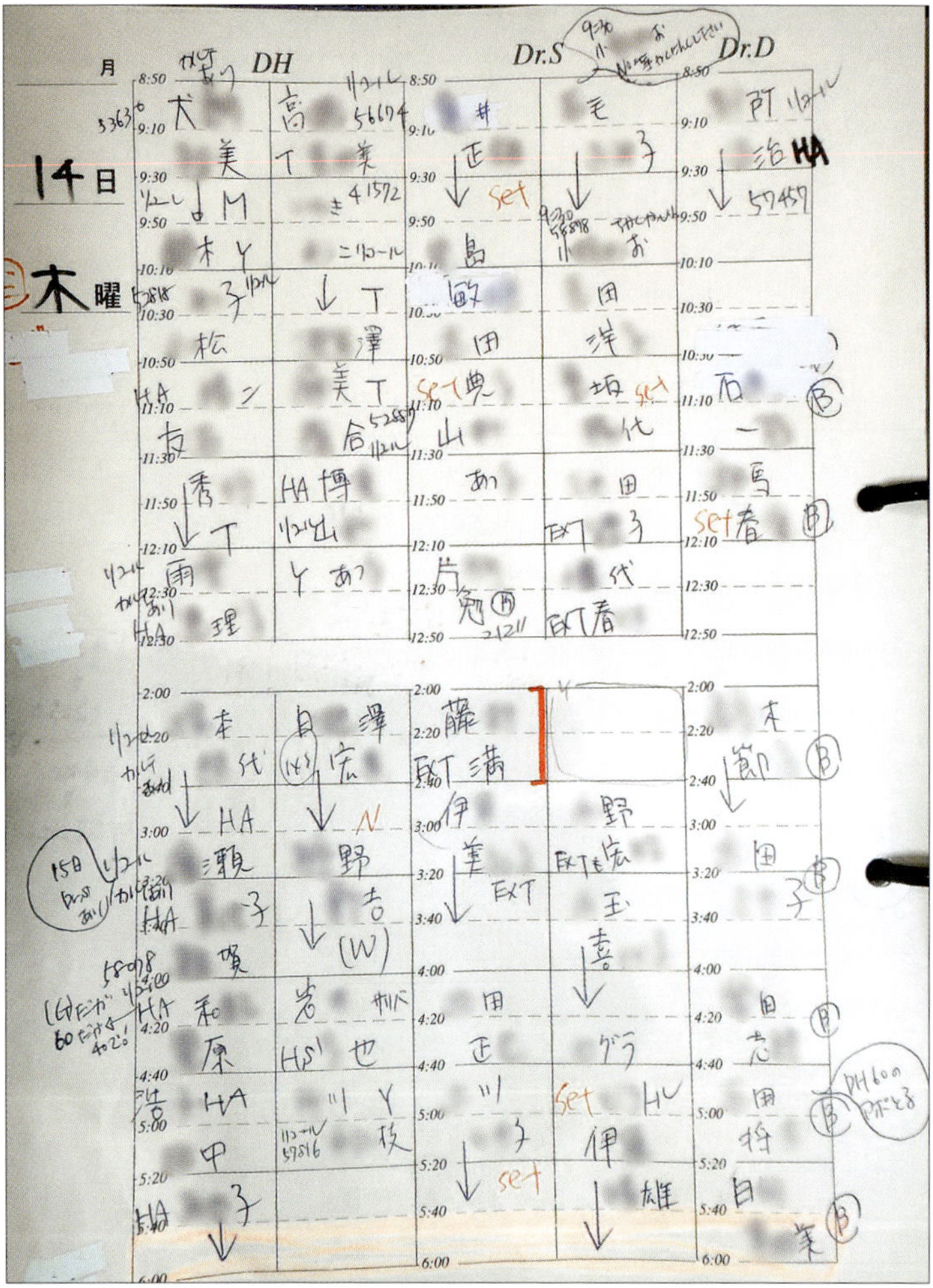

●杉山歯科のアポイント（抜粋）。

○医院オリジナルのアポイントノートをパソコンで作り、少し厚めの紙に印刷して、手書きで記載・管理する。

○基本は１枠が40分で、20分単位で増減できる。

○枠外に情報を書き込み、その日の情報共有にも使用している。

トピック９　アポイント時間は何分刻みにしているか？

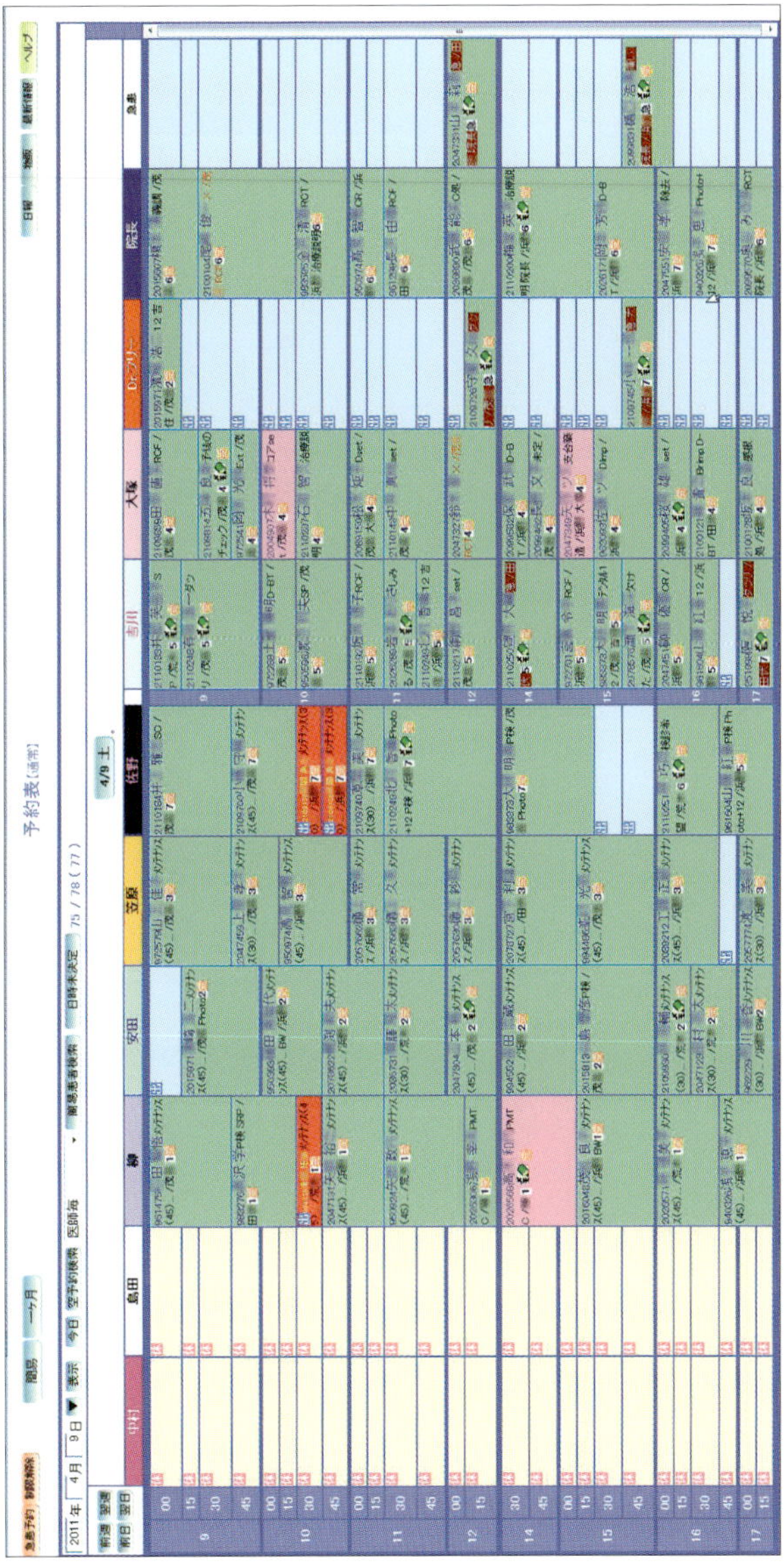

●田中歯科のアポイント（デントネット画面の抜粋）。

○左半分が歯科衛生士のアポイント。大人45分、子ども30分が基準だが、内容により増えることもある（退職した歯科衛生士の枠が残っているため６人分ある）。

○右半分が歯科医師のアポイント。基本は30分。内容によって60分以上のアポもある。新人の歯科医師の枠はまだない。

○赤は連絡があって変更したアポイント、ピンクは無断キャンセル。

○Dr.フリー枠は、無理矢理入れているアポイント。右端は急患枠。

トピック10

患者さんに時間どおりに来てもらうにはどうすればいいか？

●患者さんが時間どおりに来ない理由

川嶋　よくこういった悩みを聞きますよね。私は、患者さんが時間どおりに来ない原因は、すべて歯科医院側にあると思うんです。歯科医院側が時間を守っていないから、患者さんも守る必要性を感じない。

皆さんだってそう思いませんか？　こっちはいつも時間どおりに来院しているのに、毎回待たされたら、「少しくらい遅れたって大丈夫なんだ」って思いますよね。時間どおり来ることがばからしくなってしまう。

田中　私たちが時間を守ることは、なによりも大切ですよ。とくにメインテナンスで来院されている患者さんは痛くて来院されているわけじゃないですから、そんな患者さんを待たせたり時間が延長してしまうのは絶対に避けなければなりません。予定どおりに始まって、時間どおりに帰ってもらうことが基本です。

齋藤　そうは言っても、いろいろやることがあるから、時間どおりにきっちり終わらせるのもけっこう難しいんですよね。

河野　みんなよくそう言いますね。「時間を守る」ということの原点は、いかに患者さんを大切にするかということが根底にあるんですが、けっこう甘く考えてしまいがちなのが残念でなりません。

川嶋　なかなか時間どおりに終わらないと疑問に感じたら、予定しているプログラム内容を見なおしてみたほうがいいと思います。もしかしたら、四〇分でなければできないことを無理やり三〇分でやろうとしているかもしれないですから。

「歯一本あたりの処置に〇分かかるから、合計これくらいの時間が必要」のように、個々の仕事内容をしっかり検証・計算すると、現在のアポイント時間設定が適正なのかどうかがわかります。

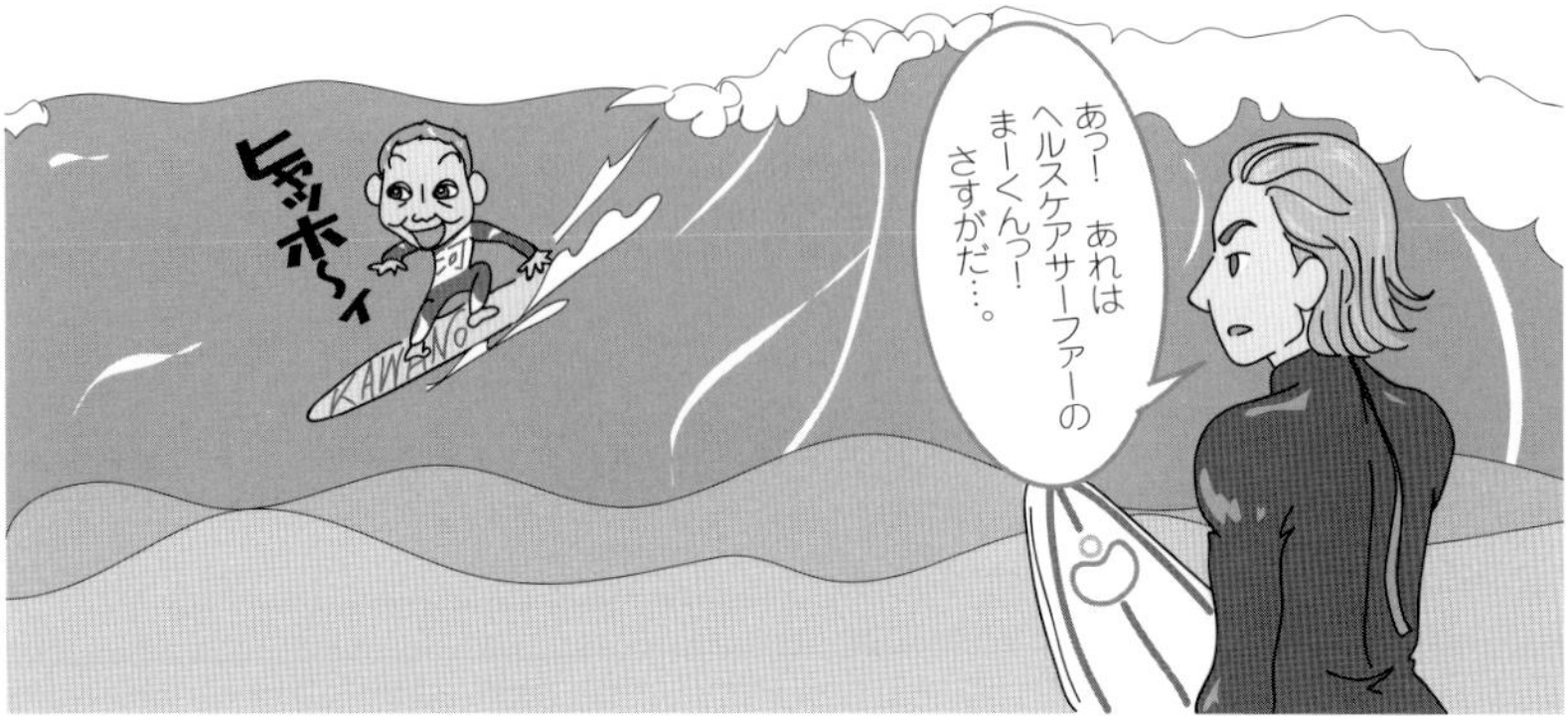
ヒャッホ〜イ
KAWANO
あっ！　あれは
ヘルスケアサーファーの
まーくんっ！
さすがだ…。

●ヘルスケア型診療が波に乗るまで、しばらくの我慢。

●歯科医院が時間を守ると、時間を守る患者だけが来院するようになる

田中　歯科医院側が時間を守ることを徹底すると、予約時間を守る患者さんたちの比率はどんどん増えていきます。もちろん、はじめのうちは必然的に患者さんにも時間を守ることを強いる必要があります。たとえば、三〇分の歯科衛生士のアポイントに対して一五分遅れてきたら、残り一五分じゃなにもできないですよね。来院したからといって無理にやろうとすると、後ろのアポイントに影響が出てしまいます。ですから、その日のアポイントは中止にして、もう一度予約を取り直してもらわなければなりません。「せっかく来院してもらったのに、診ないで予約を取り直してもらうなんて、トラブルになりそう」って、思いますよね。

実際、患者さんが怒って二度と来なくなったこともありました。ただ、こういったトラブルはすぐに落ち着きます。結局そういった患者さんは上滑りしていく患者層なので、どこかの段階で結局来院しなくなってしまう患者さんなんです。ですから気にする必要はありません。

川嶋　そうなんですよ。はじめはちょっとドキドキしますけど、私たちがしっかり時間を守るようにすれば、患者層はどんどんいいほうに変わっていきます。

以前、すごくおもしろいことに気がついたんです。ヘルスケア型診療に移行して、意を決して「時間どおりに来院してください」って伝えた結果来院しなくなった患者さんの問診票には、「近いから来院した」のところにけっこうな確率で○がしてあるんです。つまり、その患者さんにとっての歯科医院は、別に川嶋歯科でなくてもよかったみたいなんですね。私たちもがんばって時間を守り、患者さんにも時間を守ってもらうようにお願いしたら、最終的には「川嶋歯科がいい」という患者さんばかりが残った。これって、うれしいことですよね。

田中　最近では「すみません、五分遅れます」と患者さんから電話がかかってくるようになりました。どの患者さんも時間に敏感になった、ということでしょうね。ですからこっちも「五分遅れて来るって電話かけてきた人を、さらに五分待たせちゃったら失礼極まりない！」って、さらに気が抜けなくなりました。

●無断キャンセルの患者さんには連絡すべきか？

河野　河野歯科では、無断キャンセルした患者さんにはこちらからなにも言いませんが、皆さんはどうしていますか？

田中　田中歯科では、「予約時間を過ぎてしばらくしたら一度電話しますね。それを二度やっても無断キャンセルする患者さんは、以後こちらから連絡は取らないようにしています。

杉山　杉山歯科は五分過ぎたら電話するようにしています。やっぱり確認を取らないと、その空き時間に急患とか入れることができませんからね。というのは、けっこうお年寄りの患者さんが「あぁすみませ～ん」って遅れてやって来ることがあるんです。

私としてはチェアを有効に使いたいので、来るか来ないかはっきりさせたい。もしキャンセルになったとしたら、今やっている治療でも「空きができたから、次回の予定の分までやりますか？」と聞いて、ＯＫだったらそのまま続けられます。

このタイミングはすごく微妙で、電話をかけようと思ったら来院されたりして、逆にあわてることもあります。だからその可能性があると、受付と患者さんをチラチラ見てしまって、私は落ち着かないんですよ（笑）。

トピック11

患者さんの家族は、同じ歯科衛生士が担当するほうがいいか?

●母親一名+子ども二名=三時間拘束……これってアリ?

川嶋　担当制にすると、紹介者や家族はその担当歯科衛生士がすべて受け持って診ることになりますよね。でも、たとえばお母さんと子ども二人が一緒に来院したら、川嶋歯科では一回の来院で三時間拘束することになる。これって患者さんにとって、けっこう負担だなぁと思うことがあります。なにかうまい方法はないものか……って、いつも悩んでしまうんですよね。

杉山　杉山歯科では「お母さんと二人の子どもを同じ時間帯に診てほしい」という要望が

よくありますよ。そういうときは、三台同時に稼働します。うちでは家族の来院時間が同じになる可能性がある場合では、兄弟で担当を変えることもしょっちゅうです。そうすると同時に診ることができるので、「一時間以内に全部終わって、子ども二人を連れて帰る」というお母さんの希望をかなえることができる。

田中　うちもそういうパターン、けっこうあります。

河野　担当制だからと言って、家族全員必ず担当をそろえなければならない、というふうに杓子定規に考える必要はないと思いますよ。患者さんの希望に沿って、担当者をアレンジすればいい。

田中　まずは患者さんに聞いてみることですね。「歯科衛生士一人が担当するとこれだけ時間がかかりますが、歯科衛生士は二名いるので、それぞれが担当すると半分の時間で終わります。どうしますか?」って。田中歯科の場合は、時間がかかっても「家族全員同じ歯科衛生士がいい」という人がいて、四人で来院して、一時間から二時間、縦にアポイントが入ることもあります。

杉山　うちでは夫婦で来院して、別々の歯科衛生士が担当することもありますよ。ちょっと遠くから来院される家族で、一時間かけてやってきて、夫婦で一時間メインテナンス受けて、そのあと一緒に買い物して帰るとか。

田中　兄弟を同じ時間に他の歯科衛生士が診る場合は、メインテナンスの内容をそろえるとか、多少気を遣うことはあります。兄にはこうしたけど弟にはしなかったとか、そういう違いは極力ないようにしますね。

杉山　ニュアンスとしては、「私の家族を担当してくれるかかりつけの歯科衛生士は二人いる」ということですね。

●「担当者は違いますが、ご安心ください」と胸を張って言えるか？

川嶋　うーん。皆さんの言っていること、よくわかるんですが……以前、家庭内で「それぞれの歯科衛生士の言っていることが違う」って患者さんから指摘されたことがあって、やっぱり担当者を変えるのってリスクが高いなぁと思ったんですよ。

河野　それは歯科衛生士の問題じゃなくて、歯科医院側の問題でしょう。担当歯科衛生士が変わっても、違うことを言わないような教育をしていなかったり、キャリブレーションをしていなかったりするから、そうなるの。

田中　そうでないと、その担当歯科衛生士が辞めたときに、同じことが起こりますよ。「前の歯科衛生士さんはこう言っていました」とか。

川嶋　それをなくすためにも、家族は一緒にしろ……と思っていたんですが。

杉山　どの歯科衛生士が誰を担当しても、不変的なケアと情報提供ができないと、うちや田中歯科のように家族で担当を変えるというようなことは絶対にできないと思いま

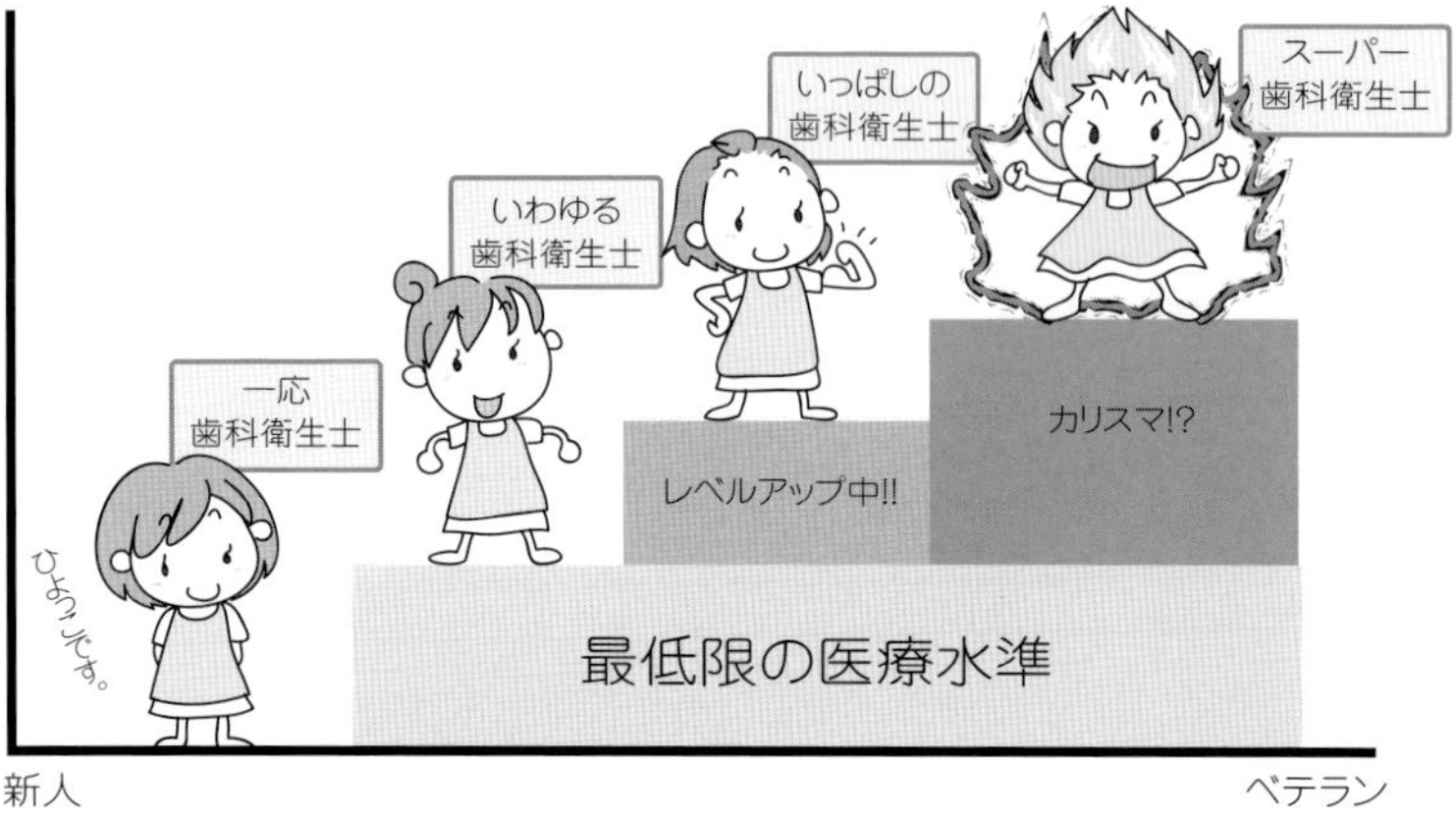
スーパー
歯科衛生士
いっぱしの
歯科衛生士
いわゆる
歯科衛生士
一応
歯科衛生士
ひよっこです。
カリスマ!?
レベルアップ中!!
最低限の医療水準
新人
ベテラン

●技術差があって当然。でも最低限の医療水準に差があってはいけない。

す。担当するものによってケア内容にガクッと差が出てしまうのは、その歯科医院の大きな弱点ですよ。

河野　どの人に担当されるか、患者さんには選択権はありません。しかし誰が担当しても医療水準は保証されているというものがあるから、患者さんはみな納得するわけです。もちろん新人と大ベテランでは差があって当然なのですが、それでも最低限のレベルは新人もクリアしているという暗黙の了解があります。それがないと、患者さんから信頼されることはありません。だからミーティングをしたり、新人のトレーニングをして医療の質を保証しないといけないんですよ。

●受付の調整能力

田中　いつも縦にアポイントを取って診ている家族から、「この日だけは並行で診てほしい」というときもあります。今回はほかの人でもかまわないから、ということで。

河野　「違う人でいいから、この日のこの時間にやってほしい」ということもありますよ。

杉山　そういうときは受付の力量が問われますよね。「この患者さんをこの歯科衛生士に任せても大丈夫かどうか」のように、各歯科衛生士のスキルをある程度把握していなきゃいけない。

田中　うちでは若い歯科衛生士が空いていたら、本来の担当歯科衛生士に「こういうふうに患者さんが言っているけれど、○○さんにお願いしても大丈夫？」って受付から確認がきます。「あの患者さんなら大丈夫」というときもあるし、「○○さんにはちょっと難しい」ということで「その時間はやっぱり無理です」と断ることもあります。こういう受付の機転と調整能力は、とっさのときほど活きてきます

河野　最低限のレベルを院長・歯科衛生士・受付どうしがちゃんと把握しているから、こういう調整ができる。患者さんの希望に沿うためにも、「質の担保」が大事な理由は、ここにあるんですよ。

トピック12

アポイント管理は電子化したほうがいいか？

●アポイント帳では制御しきれなくなるときがくる

杉山　最近うちの歯科医院で話題になっているのが、「アポイント帳の電子化」なんです。いまアポイント帳があっちこっちに行ってしまって、いざというときにチェックできない！とスタッフからクレームが出ているんです。

田中　どこかに持って行ってしまうんですか？

杉山　たとえば受付が会計をしているときなど、かかってきた電話を別のところで受けるときってありますよね。会計しているところでアポイント帳をめくって書いたりしていると邪魔になるから、気を遣って裏にアポイント帳を持って行ってしまうと、「アポイント帳がない！」なんてことが受付で起こる。

あと、診療室が開いている時間しか電話を受けないので、一日八時間しかアポイントを受けられないんです。月二百数十件のメインテナンス予約と通常の診療予約を受ける……って考えると、今のやりかたでは限界が見えてきたかなって感じがします。九割近くが電話予約なので、けっこう通話中だったりすることもあり、患者さんとしても電話がつながらずアポイントを取るのに手間取っているようです。これをなんとかしたい。

河野　歯科衛生士が一、二人程度であれば、アポイント帳でも全然大丈夫だと思いますが、人数が増えてくると対応しきれなくなりますよ。

田中　河野歯科では、アポイント帳を廃止して、DentNet というインターネットでアクセスできるサービスを導入しています。DentNet は、診療時間外にアポイントが取れるんです。今は旅行だっていちいち旅行代理店に行ったり電話したりしないですよね。歯医者の予約もインターネットで取れないのかな？なんて思っていたら、いいサービスに出会いました。

河野　メインテナンス・治療を問わず、患者さんが予約を取っているんですか？

田中　新しい予約は取れませんが、「次はここを治療する、一時間かかる」と DentNet に

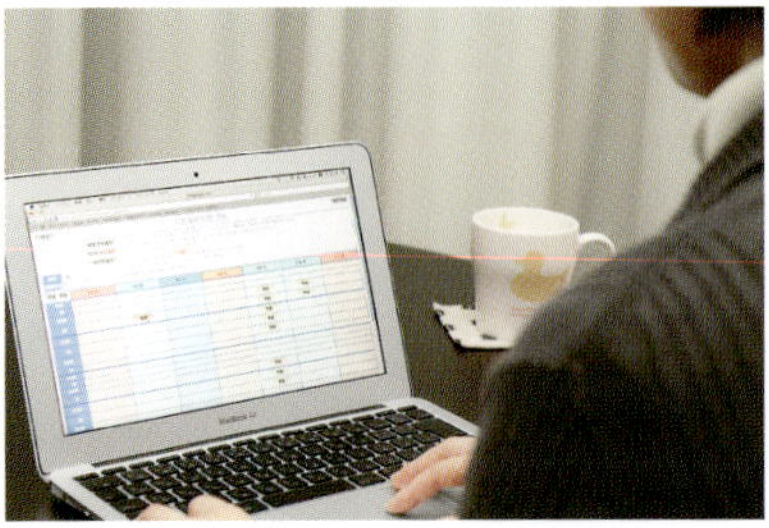
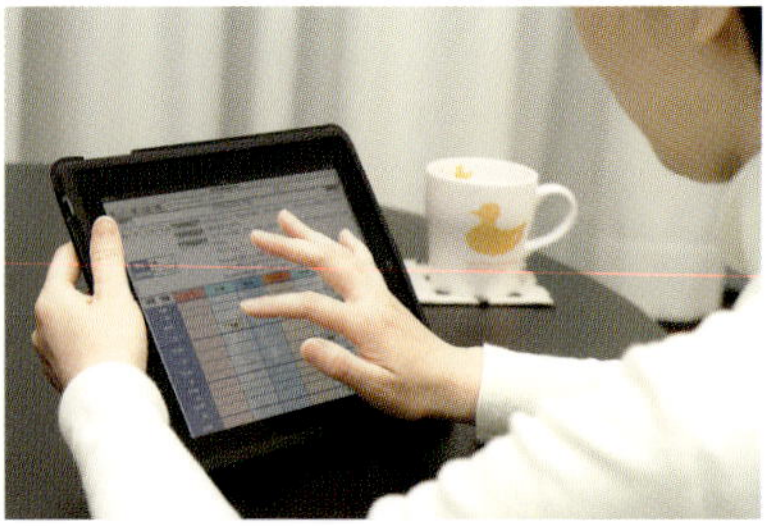

●DentNetのアポイント画面。患者さん自身でどこからでも、いつでも、パソコン上はもちろん、iPad、携帯電話でも表示、操作が可能。問合せ先：株式会社ジェネシス　http://www.dentnet.org/

歯科医院側が入れておけば、患者さんが自由に取れます。もちろん変更もできます。

田中　田中歯科もDentNetを導入していますが、キャンセルはできても、予約や変更はできないように制限しています。患者さんに予約を取らせるとトラブルになる可能性があると歯科衛生士から反対が上がっているので、これらは電話対応するようにしています。

河野　その歯科医院の状況に応じてカスタマイズできるから、けっこう便利ですよね。

杉山　河野歯科では、どれくらいの患者さんがDentNetで予約を取っていますか？

河野　今のところ二割くらい。七〇過ぎたおばあちゃんでも予約を取っていますよ。

●レセコンのアポイント管理機能ではだめなのか？

杉山　最近のレセコンでもアポイント管理機能は

けっこう充実していますよね。あえてレセコンを使わなかったのは、なにか理由があるんですか？

河野　レセコンは、基本的にイントラネットしか対応していない、つまり内向きで完結しています。一方DentNetは、先述したようにインターネットに対応しているので、患者さんもアクセスすることができる。つまり患者さんの利便性が向上するんです。すると「通話中でアポイントの電話がつながらない」ということも軽減することができる。「アポイントを取る」という患者さんとの垣根を少しでも下げることができるのは、レセコンよりもDentNetでしたね。

田中　歯科医師にとっても、インターネットでアクセスできるのは非常にメリットがありますよ。DentNetのデータはサーバにあるので、自宅に帰って翌日のアポイントをじっくり見れるんです。これがすごく便利。また、DentNetは分析・統計も取れるので、ちゃんと設定しておけば、月の何%がどんな予約かすぐに把握できます。「この歯科衛生士、メインテナンスがんばっている」ということもわかる。あと、受付時間と入室時間、退室時間も全部入力できるので、予定どおりに診療ができているかとか、どの歯科衛生士がどれだけ待たせているかとかも、あとで把握できます。

スタッフも自宅でDentNetを見れますから、アポイント状況をチェックして、早いもの勝ちで有給休暇が埋まっていきますね（笑）。

●診療システムの一部になれば、定着もはやい

齋藤　導入時は大変じゃなかったですか？

田中　最初は半日くらい休診にしてみんなで手分けしてデータ入力しました。間違って入れてしまったこともありましたけれど、そのうち落ち着いてきました。

河野　うちも一日休診にしたなぁ。午前中説明を受けて、午後から手分けして全部入力。入れているうちに「これはどうするんですか？」「この場合はどうすればいいですか」とスタッフからいろいろ質問が出てくるので、じゃあこうしよう、ああしようとディスカッションしましたね。ディスカッションすることで入力項目に関するコンセンサスが取れますから、以後はとてもスムーズに定着しました。

田中　予約を取るスタッフが、自分からチャッチャと操作して、わからないことがあっても販売・運営会社のジェネシスに電話して解決しているさまを見ると、これはすでに田中歯科の診療システムになくてはならないものとして定着しているんだなぁと思います。田中歯科の場合、ユニットが多いので月々一六八〇〇円ほど保守料がかかりますが、いろんな面で、かなり楽になりましたよ。

トピック13

次回の「メインテナンスのアポイント」は、どうやって取ってもらっているか？

●手段はどうであれ、来る人は来る

齋藤　次回のメインテナンスのアポイントをどうやって取ってもらっていますか？

田中　田中歯科では、基本的にほとんどの患者さんが次回のアポイントを取って帰ります。
　以前はハガキで連絡をしていたのですが、出す手間の割には患者さんは来院されませんでした。それで「次回のアポイントを取って帰る」というシステムに移行したところ、アポイントを取って帰った人の九割くらいが予定どおりに来院するようになりました。後日「予定を変更したい」とおっしゃる患者さんもいますが、そういう人も含めて、皆さんちゃんと来院されますね。

杉山　半年先の予約も取って帰るの？

田中　そういう患者さんもいます。もちろん、「そんな先の予定はなんとも言えない」という患者さんも一部にはいて、そんな患者さんには「時期が来たら予約の電話を下さいね」とお伝えしています。ただ、そういう患者さんはメインテナンス間隔が若干伸びぎみになったり、来院が途絶えてしまうことも多々あります。

杉山　ということは……半年後の田中歯科の予定もちゃんと決定している？

田中　はい。そうしないと対応できないですからね。

杉山　それはすごい……。

川嶋　川嶋歯科は、「アポイントを取って帰る」、「ハガキやメールを送る」、「電話」の三つの方法で対応しています。最近は、ハガキやメールは手間がかかるので、なるべく減らす方向に向かっています。

予定どおり来院されるのは、アポイントを取って帰る患者さんですね。アポイントを取ってもらった患者さんには、一週間前に電話して変更の有無を確認するようにしていますが、変更の有無にかかわらずほとんどの患者さんが来院されます。

「電話」には、「その月になったら川嶋歯科から電話する」のと「患者さんから電話をかけてくるのを待つ」という二とおりあるんですが、前者の「川嶋歯科から

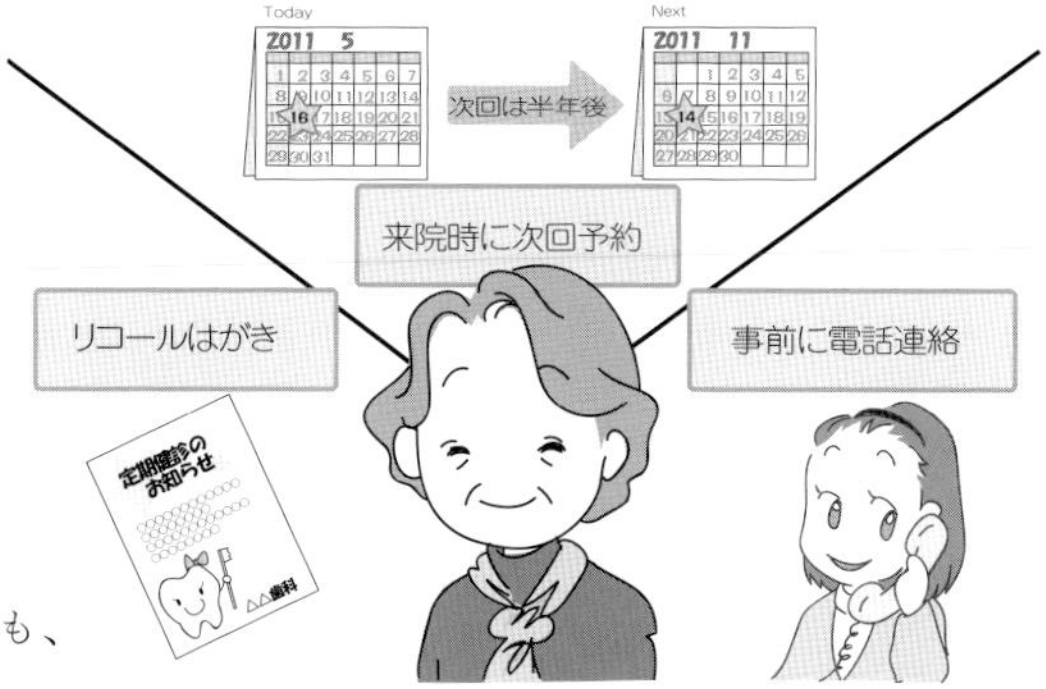

●どんな手段を選ぼうとも、来たい患者さんは来る。

電話をする」ことを望まれる患者さんは比較的しっかりと来院されます。そんな患者さんはたいてい「忘れちゃうと困るから連絡してほしい」というかたで、それなりに関心をお持ちの患者さんなんでしょうね。後者は、そのまま消えてしまうこともけっこうあります。

齋藤　さいとう歯科は、次のアポイントを取って帰る患者さんもいますが、基本はハガキで連絡して患者さんからの連絡を待つスタイルです。ハガキが届いて、「来たい」と思った患者さんが来てくれればいいと考えています。

杉山　杉山歯科もハガキで連絡する方法で、連絡が来るまで深追いはしません。齋藤先生と同じで、来たいと思った患者さんは来るわけですし、来ない患者さんにはそれなりに理由があるんだろう、とも思いますので。

河野　河野歯科も、その場で予約を取ることもあれば、自分であて名を書いてもらってハガキを該当月に投函することもありますし、DentNet経由で自分で予約を取ってもらってもいい。手段はどうであれ、やっぱり「来たい人は来る」ということですからね。なんでもいいと思っています。

田中　私もそう思います。首に縄をつけてまで来院させる方法なんてないわけですから、その歯科医院で導入しやすい方法であればなんでもいいでしょうね。

●「アポイント予約」に垣間見る人間模様

杉山　受付スタッフがハガキを作るのが趣味で毎月デザインを変えているのですが、「ハガキの到着を楽しみにしています」というファンの患者さんがけっこういます。

以前、官製ハガキで連絡をしていたら、年配の患者さんから「先生のハガキって、なんだか召集令状みたいだ」って言われたことがあったんです。日時をわかりやすいように赤字で書いたら、「兵隊に来い！と言われているようだ」って（笑）。これはまずいなと思いましたし、みんなうちのハガキを見ているんだなとも思いました。

齋藤　そういうことってありますよね。うちのハガキは株式会社プラネットが毎月三種類用意してくれるハガキを使っているのですが、けっこうそれを楽しみにしている患者さんがいらっしゃるんです。家族内でデザインを変えたりすると、喜んでもらえる。関心を持ってもらえるのは悪くないと思います。

杉山歯科　リコールハガキライブラリー

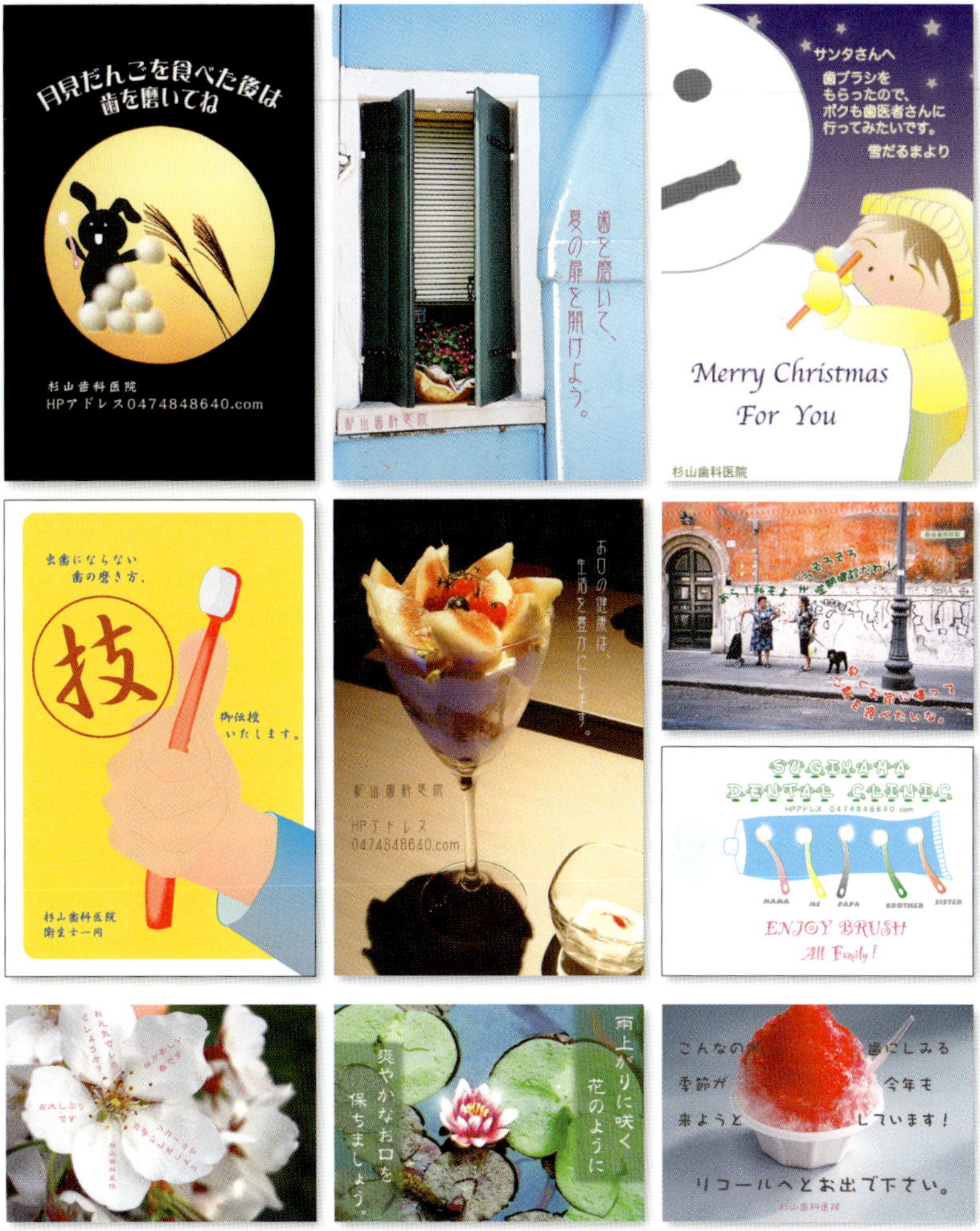
月見だんごを食べた後は
歯を磨いてね
杉山歯科医院
HPアドレス0474848640.com
歯を磨いて、
夏の扉を開けよう。
杉山歯科医院
サンタさんへ
歯ブラシを
もらったので、
ボクも歯医者さんに
行ってみたいです。
雪だるまより
Merry Christmas
For You
杉山歯科医院
虫歯にならない
歯の磨き方、
技
御伝授
いたします。
杉山歯科医院
衛生士一同
お口の健康は、
生活を豊かにします。
杉山歯科医院
HPアドレス
0474848640.com
SUGIYAMA
DENTAL CLINIC
HPアドレス 0474848640.com
MAMA
ME
PAPA
BROTHER
SISTER
ENJOY BRUSH
All Family!
雨上がりに咲く
花のように
爽やかなお口を
保ちましょう。
歯にしみる
季節が
今年も
来ようと
しています！
リコールへとお出で下さい。
杉山歯科医院

●杉山歯科のリコールハガキの一部。毎月新しいデザインを受付の石澤が作製し送っている。「ハガキが届くのを楽しみにしています」とおっしゃる患者さんもいる。

杉山　ごくたまに、こちら側のミスでハガキを出し忘れてしまうことが残念ながらあるんです。以前、「ハガキが来ないからどうしたのかなぁって思ってた」と患者さんがおっしゃったこともあって、本当に悪いことをしたと反省したこともあります。
　また、「ハガキを送ってもらったにもかかわらず来れなくてすみません」という患者さんもいます。ご自身の病気とか介護とか――患者さんになにか事情があるなかでも、メインテナンスのこと気にされていたんだなぁって。

田中　田中歯科でもけっこうそんな患者さん、いらっしゃいます。
　もちろんそのまま来なくなってしまう患者さんもいます。時には、久しぶりに来院して「実は他の歯科医院に行っていました」なんておっしゃる患者さんもいたりする。それとなく途切れた理由を聞いてみると「田中歯科はアポイントが取りにくいから」って言われちゃったり（笑）。

河野　いろんな患者さんがいて、いろんな事情があるんですよね。
　でもね、「忘れちゃうから朝電話してくれ！」ってお願いしてくる患者さんがいるんだけれども――私は「それはちょっと違うだろう」って思うんですよ（笑）。

川嶋　きっとそうしてほしい患者さんなんですよ。「そこまでしてくれる歯科医院に行きたい」という意思があるんですよ。

河野　そうなのかなぁ……。

トピック14

メインテナンス時の歯科医師のかかわりかたは？

●あなたは「診る派」？・「診ない派」？

田中　私は、歯科衛生士から呼ばれたら診に行くし、気になる患者さんが来院したら、呼ばれなくても診に行きますね。

河野　私は基本的に、メインテナンス時はすべて担当歯科衛生士に任せるようにしています。つまり、異常があれば呼びに来て、なければ呼びに来ない。呼びに来なければ、私はメインテナンス時に患者さんと顔を合わせることもありません。

杉山　私は河野先生とはまったく逆で、メインテナンスや再評価の患者さんであれば、問題の有無に関わらず、すべての患者さんを必ず診るようにしています。歯科衛生士のアポイント時間の終了五〜一〇分前に歯科衛生士が私を呼びに来るので、きりのいいところで自分の治療をいったん中断して、歯科衛生士のチェアに移動します。患者さんとあいさつして、ざっとカルテチェックをして、口腔内をチェックしながら、歯科衛生士からの報告を聞いたり、患者さんに不都合はなかったかを確認します。

もちろんどうしても治療を中断できないときもあるので、勤務医の先生にチェックをお願いするときもありますが、九五％以上の患者さんは私が診ていると思います。ただし歯科衛生士から問題が上がってこなければ、ざっと診るだけです。場合によっては一〇秒くらいで終わるときもある。

正直なところ、私も治療中に席を立たなければならないので、しんどいのは事実です。しかし、やはり見落としをなくしたいので、四つの目で診ることに意味はあると思います。また、実際に口の中を診ておかないと、カルテだけでは患者さんのことを忘れてしまうし、やっぱり「私も患者さんの口の中を診たい」という純粋な思いもあります。

河野　四つの目で診る意味は、とてもよくわかります。しかしそれでも私が歯科衛生士の判断に任せるようになったのは、自分が診ると患者さんを五分も一〇分も待たせる

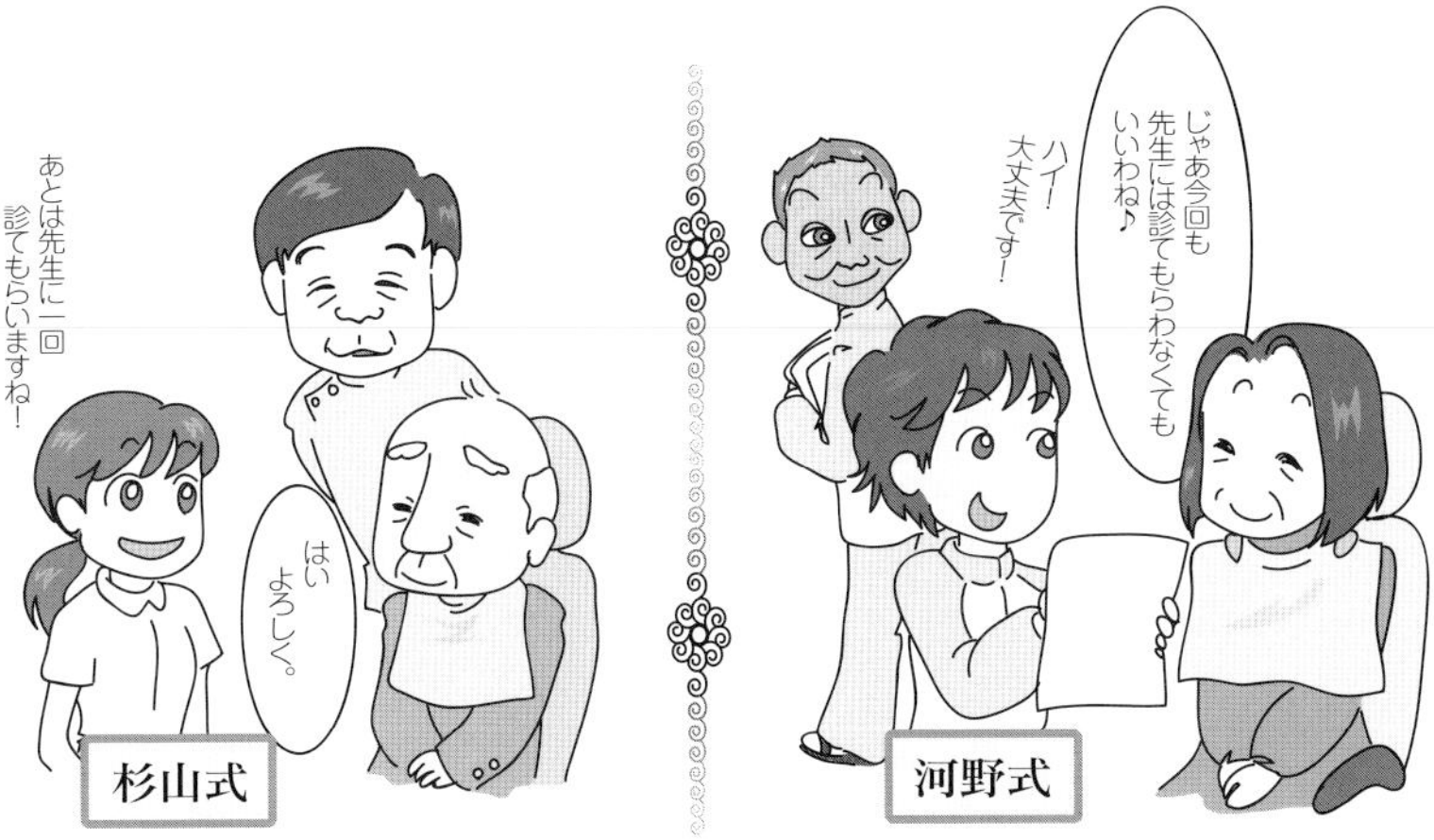
あとは先生に一回
診てもらいますね！
はい
よろしく。
杉山式
じゃあ今回も
先生には診てもらわなくても
いいわね♪
ハイ！
大丈夫です！
河野式

●杉山式と河野式のメインテナンス時の関わりかた。

ことにつながるからです。

当初は、私も杉山先生のように必ず診るようにしていました。しかし、二名の歯科衛生士から呼ばれ、私も二名の患者さんを抱えていると、にっちもさっちもいかなくなる。自分の患者さんや歯科衛生士の患者さんを待たせたにもかかわらず、「お口を開けて、異常ないですね、よかったですね」だけで終わるのは、非常に効率が悪いし、次のアポイントにも影響を与える。それですべての患者さんを診るのをやめました。

杉山　これは本当に悩みの種です。歯科衛生士も、患者さんと世間話をしながら私の手が空くのを首を長くして待っている。私もそれを気にしながら、区切りをなんとかつけようとする。いつもそんな感じです。

私が一〇〇%診に行くのは、大丈夫かど

うかのチェックの意味もありますが、せっかく来院しているのだからあいさつをしたい、という私のこだわりでもあるんです。だからこれはやむを得ないことかなと思っています。

河野　多くの先生のなかには、「すべての患者さんを診なきゃいけない。しかし忙しくて、それもできない」というジレンマがあると思います。自分が診ないのは医療としてどうなのか？という側面と、自分が診ないと患者さんが満足しないのではないかという側面、そして現実の忙しさ……いろいろなはざまで悩んでいる。でも、だからといって悩んでいてはなにも解決しない。

河野歯科の場合は、「歯科医師がチェックをしないということは、健康が維持されていることの証拠」ということを徹底することで、そういったジレンマはだいぶ解消できました。患者さんもそれを知っていて、私が顔を出すと、何事かとドキッとするようです。こういった発想の転換も、必要不可欠ではないかと思います。

●「歯科衛生士が呼びに来るから安心」と本当に言える？

川嶋　私は、歯科衛生士がまだ十分に育っていないときはやっぱり不安でしたので、すべて最後に診に行っていました。最近は、歯科衛生士がしっかり歯科衛生士カルテに情報を記載するようになってきたので、すべて見に行かなくても状況は把握できるようになりました。ですから今は、メインテナンス中にどうしても気になることがあったときだけ、歯科衛生士から声をかけてもらうようにしています。

河野　どういうときに歯科衛生士は呼びに来るの？

川嶋　「急に粘膜疾患ができた」とか「COの歯はこのままようす見で大丈夫か」とか、「四ミリのポケット、再SRPしたほうがいいか」とか……。

河野　川嶋歯科のなかで、「こうなったら呼ぶ」とかそういった基準はなにかあるの？

川嶋　うーん、あいまいですね。とにかくアヤシイ、と思ったら呼んでくれ、としているだけです。

齋藤　こういう基準って、どう設定したらいいのか、けっこう難しくないですか？　私も気になることがあったら声をかけてもらうようにしているのですが、歯科衛生士が気にとめなかったらそのまま放置されちゃうんじゃないかと、不安に感じることもあるんです。

　というのは、チェックしてほしいと依頼された部位以外に、以前はなかった大きな動揺を見つけたことがあったんです。「これどうしたの？」って聞いてみたら「ええ、動揺ありますよ」なんてさらりと答えられたりして……。

　実質欠損が生じるような硬組織で、歯科衛生士では対処できない問題であれば歯科衛生士はすぐに報告してきますが、動揺とかポケットのように歯周組織に関する

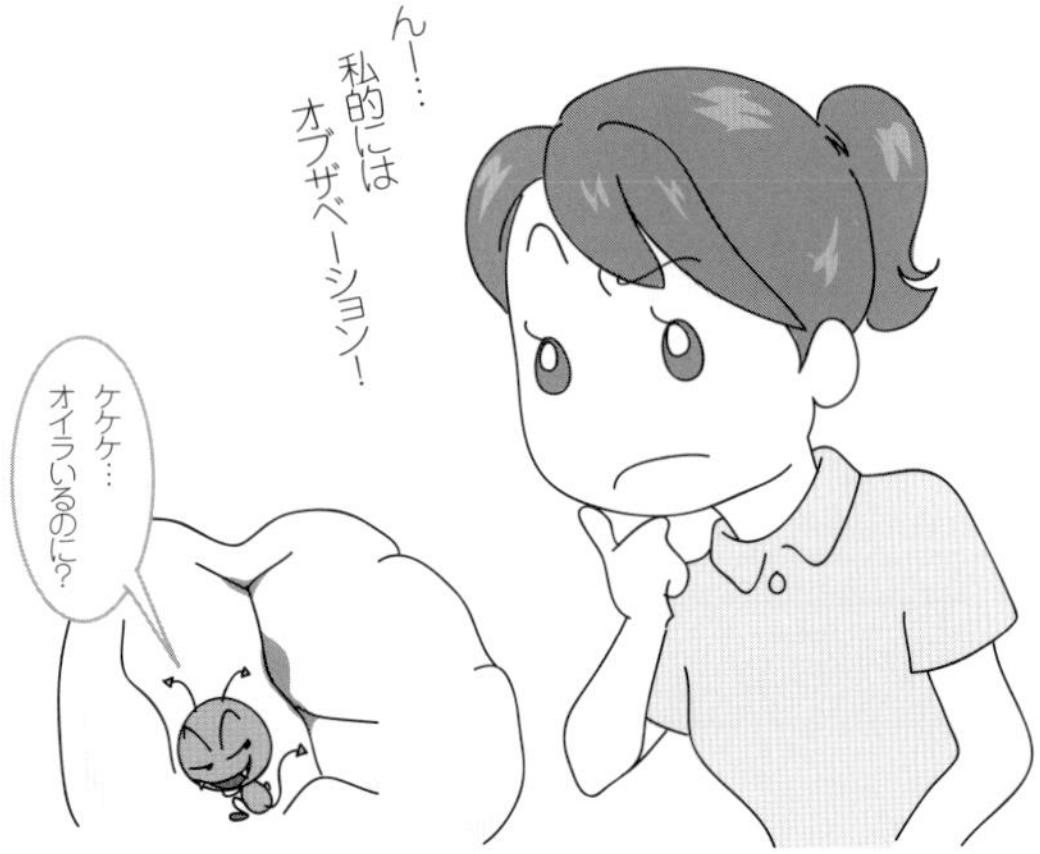
ん～…
私的には
オブザベーション！
ケケケ…
オイラいるのに？

●「私的にはＯＫ」ではいけない。

問題の場合、がんばる歯科衛生士ほど「自分でなんとかしなければ」と思いがちで、場合によっては抱え込んでしまうこともあるんじゃないかと思うんです。そうすると、結果的に手遅れになってしまう可能性だってあるかもしれない。

呼ぶ・呼ばないというのはその歯科衛生士の判断に委ねられているわけですから、その基準を明確にしておかないと、患者さんに大きな迷惑をかけることになってしまいますよね。

田中　まったくそのとおりなんですが、歯科衛生士の力量に差がけっこうあるところでは、一概にその基準を設定しきれないいんですよね。「網の目の細かさ」をどこに設定するか——細かく設定すれば歯科医師の手間が増えて時間がかかってしまうし、粗くすれば見落としが増えてしまう可能性がある。私としては、どちらもバランスよく両立させたいわけです。

そこでいま、個々の患者さん別に治療計画とメインテナンスのポイント・課題をまとめた表を、あらかじめ担当者に渡しておく、という方法を検討しているんです。これがうまく機能すればうまくバランスは取れるんじゃないかと。

杉山　「ここになにかあったら連絡するように」というようなリストを個別に作るわけですよね。もし私が一〇〇％診るというスタンスを取っていなかったら、きっとそうしていますよ。私ならさらに「三年に一回は私がチェックする」というルールも付け加える。

川嶋　なるほど。そういう方法はいいですね。河野先生は、歯科衛生士が呼びに来る基準をどう設定しているんですか？

河野　河野歯科はメインテナンス時に必ず精密検査をしていますので、「前回と比べてなにか悪い変化が現れたら歯科医師を呼ぶ」というふうにルール化しています。

たとえばもともと動揺度一度の歯が一度ならば呼ばないけれど、増加したら声をかける。出血するようになったら呼ぶ。硬組織も、実質欠損はもちろん、色や透明度が変わってきたら声をかける。

そうしたら私がその部位を診て、必要と診断したら、咬合調整したり再ＳＲＰのために麻酔したりする。

川嶋　たしかにそれは明確なルールですね。

●診に行くときは、指導するときでもある

河野　以前、「院長に診てもらいたいときもあるけれど、忙しそうだから、言えない」って、ある歯科医院の歯科衛生士から相談されたことがあったんですよ。それに対して河野歯科の歯科衛生士は、「私たちの責任に関わることですから、『忙しそうだから言えない』なんてことはありえない！」ってビシッと答えたんです。私はこれこそが正論だと思うんですよ。私たち歯科医師の仕事は、「診てほしい」という要望に応えることなわけですから、躊躇なく言ってほしいですよね。

齋藤　「忙しそうにしているからやめておこう」じゃなくて、「これを診てくれなきゃだめでしょ！早くしてよ！」というくらいの勢いがあってもいいですよね（笑）。

田中　私たちはヤダとは言わないし、診に行かない理由はない。もちろんタイミングを考えてくれって思うことはありますよ。形成中にインカムに「お願いします」って入ってくると、たぶん背中に「今はヤダ」って書いてあるかもしれない（笑）。でもちゃんと行きますから。『チェック歓迎』のオーラはつねに出しておくべきですね。

河野　ただしここにも落とし穴があって、「チェックをお願いする」が「依存」になって

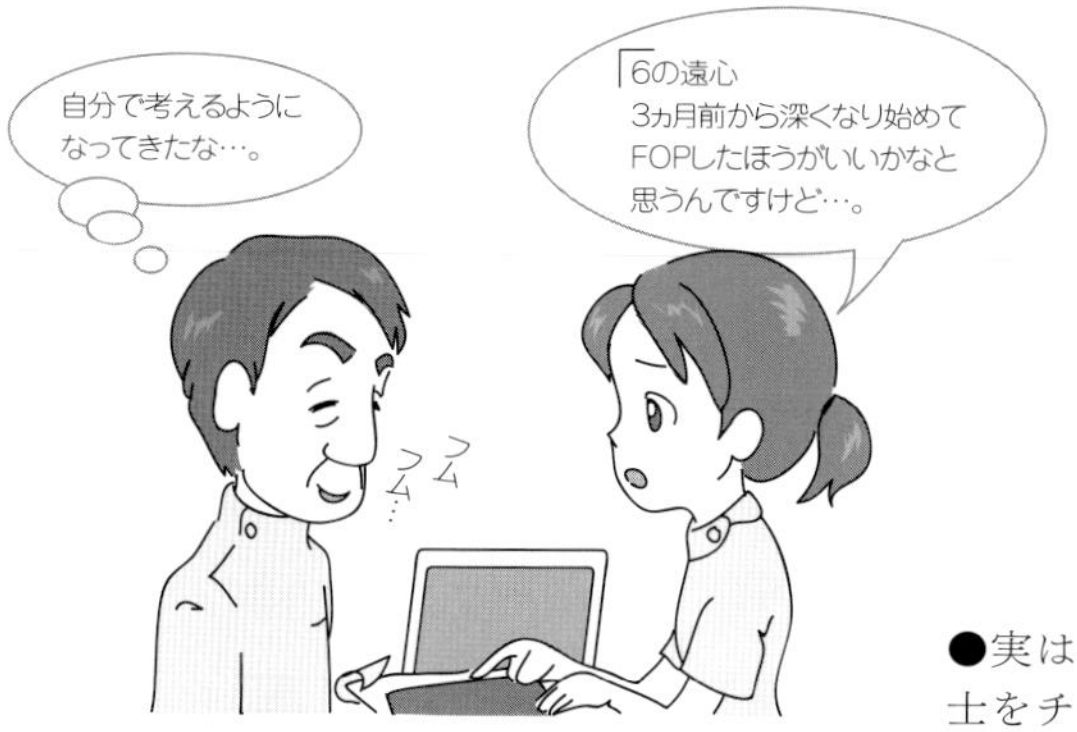
「6の遠心
3ヵ月前から深くなり始めて
FOPLしたほうがいいかなと
思うんですけど…。
自分で考えるように
なってきたな…。
フムフム…

●実は、口腔内よりも歯科衛生士をチェックしている。

しまうと、歯科衛生士が育たなくなる。

杉山　これは大きな問題。私は一〇〇%すべて診ていますけれど、これって歯科衛生士が依存しやすい裏腹な面もあるんですよ。私の診る時間はほんの少しなわけですから、圧倒的に多くの時間がある歯科衛生士こそ、しっかり診てくれないと見落としが生じてしまう可能性がある。「院長が診るから安心」ではないことを、つねに教えていくことが必要不可欠だと思っています。

田中　ですから私は、呼ばれたとき、逆に歯科衛生士に質問するんです。過去のエックス線写真と比較した? DIAGNOdent当ててみた? とか聞いてみて、モゴモゴしながら「やってません」って答えようならば、「それをチェックして!」って一度確認させるようにしています。「なんとなく不安だから呼んじゃえ!」ではなくて、「自分なりにこう考えたけれど、どうでしょうか」

というふうに意図的に仕向けていかないと、歯科衛生士は育ちません。

齋藤　診る目が養われているかどうかを評価するんですね。

杉山　そうです。私がチェックするときも、歯科衛生士の報告以外にもあやしいところがあったら、「ここは？」ってしっかり指摘するようにしています。

河野　これはすごく大切なことです。場合によっては、ここはこうやって調べるんだよとか、これとこれの違いでこう判断するんだとか教えたりすることもあります。

最終的に診断するのは私たち歯科医師だけれども、歯科衛生士にも一度は診断するくらいの習慣を持ってほしいじゃないですか。呼ばれたときこそ、歯科衛生士を育てるチャンスだと思います。

●とはいえ、うまく連携を取るための工夫も、やっぱり必要

田中　しかし、いくら呼んでくれと言っても、やっぱり忙しいときはあたふたします。五台のチェアを歯科衛生士が担当し、私も二台のチェアを持っていますから、一斉に呼ばれたりすると、チェアによっては一〇分も待たせてしまうおそれがあります。

川嶋　あー、わかるわかる。

田中　そこで考えたのが、私の予習。事前にある程度、どんなことで呼ばれる可能性があるかを把握することにしました。

まず前日の夜に、自宅で明日来院する患者さんの情報をチェックします。アポイント管理をしている DentNet はインターネット経由でアポイント状況と履歴が確認できるので（**トピック12参照**）、つねに持ち歩いているデジタルエックス線写真のバックアップと合わせて参照すれば、ある程度患者さんの状況は把握できます。明日来院する患者さんの経緯を確認しながら、「メインテナンスのときに呼ばれそうかな」「この時間帯は、自分もちょっと忙しくなりそうだな」という心の準備をするんですが、これだけでぜんぜん違います。

さらに朝・昼のブリーフィングのときに、メインテナンスにくる患者さんの情報を改めて歯科衛生士から集めるようにしました。歯科衛生士も当然予習していますから、それぞれエックス線写真を撮影する時間やチェックが必要なタイミングを調整し合うことができます。もちろん、予想に反する「チェックをお願いします」ということもありますが、予習をしているのであわてることは少なくなりました。予習の習慣とブリーフィングは、田中歯科の必要不可欠なシステムの一つですね。

杉山　すごく徹底していますね。杉山歯科では、私のチェアタイムを三〇分から四〇分に延長しました。これだけで、患者さんを待たせたりすることがだいぶ減りました。こういったアポイント時間の変更も、実際にやってみてわかったシステムの問題解決と言えると思います。

トピック15

どうやって新人教育をしているか？

●新人教育がうまくいかない理由

河野　新人教育に悩まれている歯科医院って、けっこうあるようですね。

齋藤　熱心に新人教育をすると辞めてしまう。だからといって教育しない訳にもいかない。適度な教育というのが、難しいみたいですよ。

河野　新人教育がうまくいかないと悩んでいる歯科医院って、計画的に教育をしていないところが多いように思います。たとえば到達目標を作るとかステップを踏んで教えるとか、そういう工夫をしないで、「詰め込めるだけ詰め込むぞ」みたいな。

川嶋　計画性のない教育って、受ける側からするとすごく負担なんですよね。「どこまで私はやらなければいけないの？」って、ものすごく不安になるそうです。

田中　私は、まさにそういう教育をして、新人を潰してしまったことがあります。その新人は、教えれば教えるほど食いついてくるすごく優秀な歯科衛生士だったんですよ。ですから私も期待が膨らんでしまって、見境なくどんどん教えてしまいました。そうしたら、ある朝突然パンクしてしまって、「もう耐えられません」というメールが来て辞めてしまった。今思えば、数日前から目がうつろだったような感じがしましたけれど、その当時は気がつきませんでした。本人からすると、あれもこれも習得しなければならなくて、実際はアップアップだったんでしょうね。それ以来、新人教育には何らかの到達目標を設定することが必要だなと思いました。

川嶋　燃え尽きてしまったんですね。詰め込むよりも、ある程度先のビジョンを見せながらじっくり育てるほうが、新人の負担をだいぶ抑えることができるんですよね。

田中　最近は、「もっと教えてください」という意欲旺盛な新人こそ、慎重に小出しにしながら教えていったほうがいいって思っています。

杉山　あと、多くの歯科医院で「新人教育期間を短く考えすぎている」感じがしませんか？

よく「就職してから三ヵ月くらいで新人卒業」としている歯科医院がけっこうあるようですが、三ヵ月でどれだけ教えられるのだろうか？って不思議でなりません。

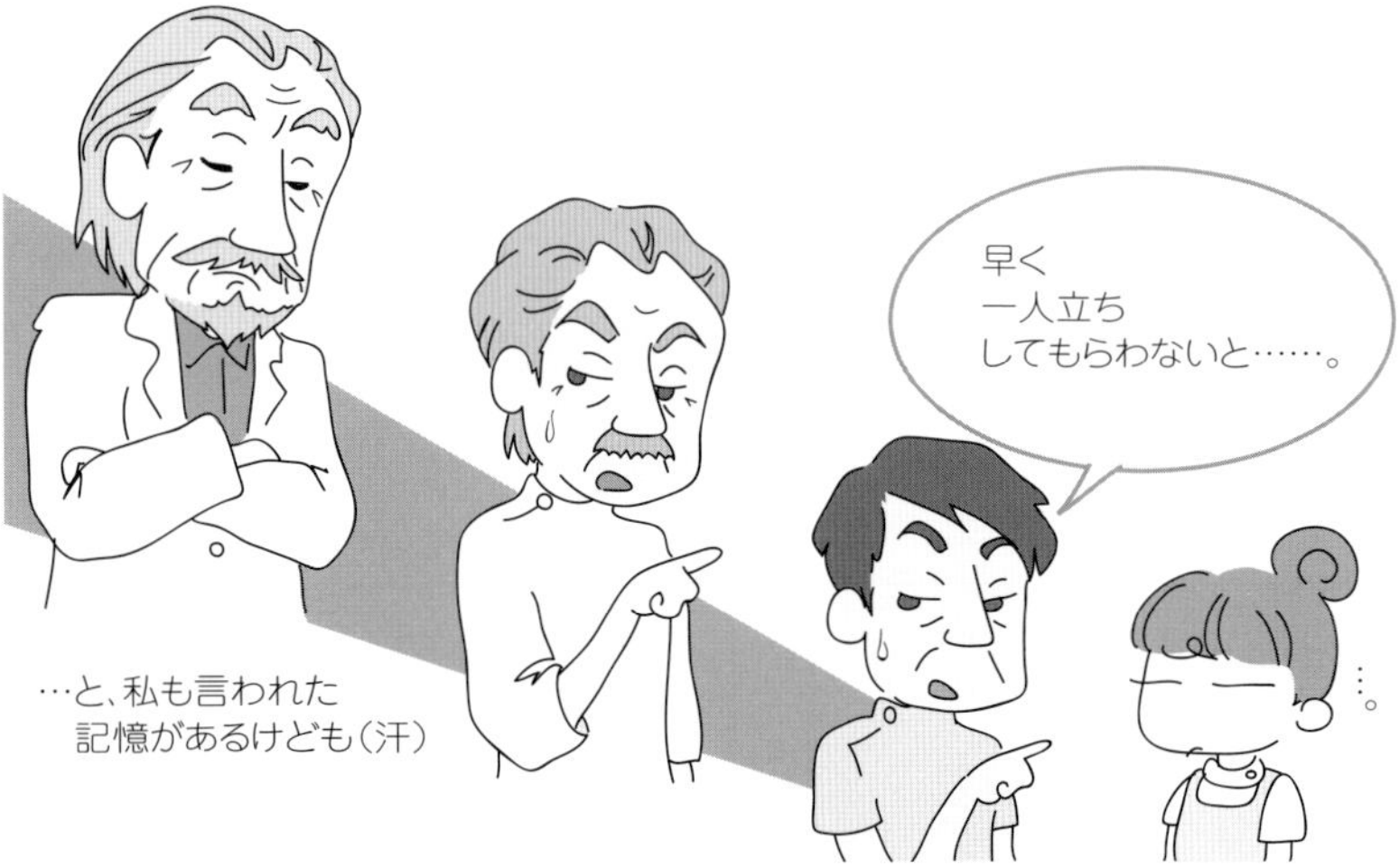
早く
一人立ち
してもらわないと……。
…と、私も言われた
記憶があるけども（汗）
…。

●「早く一人立ちしろって言うけれど、先生はできたんですか！」

三ヵ月で一人立ちさせるためには徹底的に詰め込み教育をしなければならないでしょうし、なによりも新人がものすごいプレッシャーを感じると思うんです。これも新人教育がうまくいかない原因だと思います。

河野　三ヵ月間でプロフェッショナルとして一人立ち？　それはいくらなんでも無理でしょう。

杉山　自分自身を振り返ってみても、大学を卒業してそれなりに仕事ができるようになるには、三年くらいはかかったと思うんです。一年目は覚えることで精一杯、二年目は自分の仕事をなんとかこなそうと努力して、三年目でやっと自分のした仕事を再評価できるようになる——。歯科医療は、自分の行った治療の結果を評価することが大事なわけですから、私は振り返ることができるようになるまでが新人だと思います。

田中　たしかに三、四年はかかりますね。田中歯科の歯科衛生士の成長を振り返ってみても、一年目でう蝕関連は全体的に見えるようになって、二年目くらいで軽度の歯周病は処置できるようになり、三年目くらいで「なんとなく患者さんのことが見えるようになる」という感じがします。

杉山　新人教育って、単に技術や知識を教えるだけではなくて、いろんなことを経験させることも含まれると思うんです。たとえば患者さんとのコミュニケーション能力は、これこそ経験を積まないと習得できないですよね。自分が担当した患者さんの来院が途絶えてしまって、ショックを受けながらも「どうしてなんだろう」って考える——こういうことの繰り返しこそが教育でしょう。計画性を持って長い時間軸で新人教育を考えたほうが、無理なく確実に育てることができると思いますね。

河野　そういう発想は、絶対に必要だと私も思います。

●田中歯科クリニックの新人教育方法

田中　田中歯科では、先述の反省を踏まえて、「目標を明確にして、それを一つずつクリアする」というようにしています。

まず最初の目標は、「全顎一二枚の口腔内写真を五分以内に撮影できること」としています。これができるまで、いつまでもずっと写真ばかり撮影させます。五分以内に撮影できないと、次の課題には進めません。たいてい二、三ヵ月で撮影できるようになりますし、早い新人では一ヵ月くらいで撮影できるようになります。そのあとはプロービング、スケーリングと順を追って教えていくわけですが、どれも「○○ができるようになる」という目標がクリアできるまで、次の課題には進めないようにしています。

昼休みや空き時間に先輩歯科衛生士が相互実習形式で指導していますが、目標クリアの最終的な判断はすべて私が行います。最終試験として院長の口で実際に撮影や検査をしてもらうというわけです。新人からすると、院長はやっぱり怖い存在だと思うんですよね。そんな院長の口でもしっかり業務ができれば、その業務に関しては新人卒業と判断してもいいだろうと考えています。たとえるなら、院長はボスキャラで、「院長を攻略しないと、患者さんを診ることができない」という感じです。

●河野歯科の新人教育法

河野　河野歯科では、新人教育と「歯科衛生士のランク分け」を相互にリンクさせながら行っています。河野歯科での新人は、「初級ランク」に該当します。ですから初級から中級へのランクアップ（基準）が、新人卒業の到達目標となります。この到達目標（ランクアップ基準）は非常に明瞭で、「どんなに時間がかかってもいいから、すべての業務を一人でちゃんとできるようになる」です。「○年以内にランクアップすること」というような期限はとくに設けていません。人には必ず得手・不得手がありますから、成長スピードにバラツキがあって当然と考えているからです。

新人教育は、大まかにいって三つのステップを踏みます。最初のステップは、まず新人同士や先輩の口腔内を借りて行う相互実習。ここで「これなら患者さんに行っても大丈夫」と確認が取れたら次のステップに進み、先輩と一緒に患者さんを担当します。そして先輩がそばにいなくても大丈夫と判断されたら、最終ステップとして今度は一人でひとまずやってみます。一人でやり終わったら必ず先輩にチェックしてもらい、「もう一人でもちゃんとできる」と判断されたら、はじめて一人立ちできます。

こういったステップを口腔内写真撮影や歯周組織検査などすべての歯科衛生士業務で行って、「すべて一人でできる」となったら中級にランクアップ、つまり新人卒業です。第二ステップに進むまで早い新人で一年くらいかかり、中級へのランクアップにはさらに一年半から三年程度かかります。

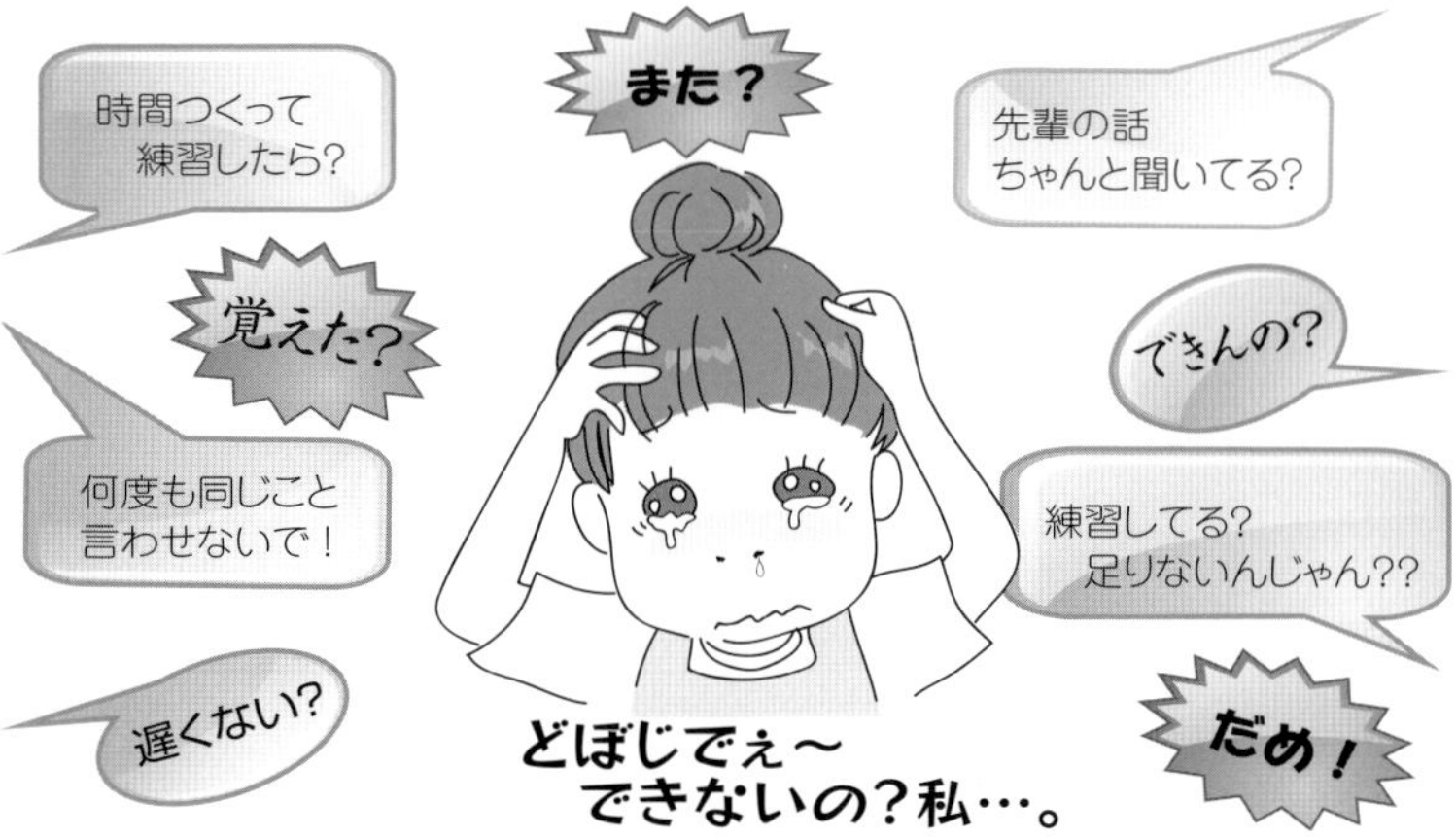
また？
時間つくって
練習したら？
先輩の話
ちゃんと聞いてる？
覚えた？
できんの？
何度も同じこと
言わせないで！
練習してる？
足りないんじゃん??
遅くない？
だめ！
どぼじでぇ～
できないの？私…。

●だれよりも悩んでいるのは、新人本人。

ちなみに中級から上級へのランクアップ基準は、「決められた時間内にすべての業務を終了できる」というものです。このように基準＝到達目標を明瞭にすることで、新人も先輩も「なにが自分に必要か」が実感としてわかるので、みんな自発的に勉強やトレーニングしています。

先述したように、ランクアップ期限は設けていませんから、なかなか中級に上がれないからと言って、私は「遅い！」とは言いません。えてして院長は「新人がなかなか成長しない」って悩みがちですが、本人はもっと悩んでいるはずですからね。変なプレッシャーを掛けるよりも、一つずつ業務がしっかりできるようになるのを待つほうが、結果的に良質な歯科衛生士として成長すると思います。

実録

「がむしゃら」から「患者さんのため」へ――先輩の背中を追いかけながら、がんばっています

佐野かおり

入局して最初のころは、口腔内写真撮影のカメラが重くて持っていることすらできない、プロービングでは恐くてポケット底まで挿入できないなど、「本当に歯科衛生士としてやっていけるのか」と不安な気持ちしかありませんでした。ひたすら「やらなければ」と、がむしゃらに練習をしていました。

講習会やセミナーも、「早く覚えなければ」と焦る気持ちが強く、ただやみくもに参加していました。しかし、「やらなければ」という思いだけで、「患者さんのために」という意識が薄かったため、しっかりと身についてはいなかったと思います。

最近は、「この患者さんの、この症状は」と、イメージを持ちながら勉強するようになりました。「勉強で得たものは患者さんのためのもの」という意識がなければ、実際の診療に活かすことはできないのだと身に染みています。

自分なりに勉強したりデータを分析して生じた疑問は、先輩歯科衛生士に相談しています。自分では気がつかないリスクや治療後の見通しを教わることができるため、重要な学びの時間です。先輩歯科衛生士と一緒に講習会に参加したり、同じデータを見ることも多々あるのですが、そのたびに「先輩と自分とでは、読み取る情報量も知識の幅も比べものにならない」と、いつも痛感します。

まだまだ一人前には程遠いですが、患者さんのために学び、先輩歯科衛生士の背中を追いかけながら進んでいけたらと思います。

（田中歯科クリニック勤務・歯科衛生士）

トピック16

だれが新人教育をしているか？

●最初は院長が責任を持って教える

齋藤　新人歯科衛生士の教育は、誰がやっていますか？　先生ですか？　先輩に任せていますか？

田中　私は先輩に任せていますね。どうスケーラーの刃を当てる？どう話す？といった実務的なことは、私のほうが下手なので、歯科衛生士どうしでやってもらったほうがいいでしょう。いま田中歯科には六人歯科衛生士がいますから、壁に当たったときはお互い相談しあって解決するほうがいいと考えています。ただし、誰にもまったく質問せずに一人でやっている新人がいたら、自己流になってしまう恐れがありますので、声はかけます。

また、歯科助手にも患者役として教育に携わってもらって、口腔内写真撮影やプロービングの練習などでは「痛かった」など生の感想を言ってもらうようにしています。

河野　それがいちばん理想的な教えかたですよね。でもそれができるのは「教えることのできる先輩歯科衛生士がいる歯科医院」であって、大多数の歯科医院では「そんな先輩歯科衛生士がいれば苦労しないよ」ということが悩みなんですよね。

田中　そうですね。私が最初に一人の歯科衛生士を雇ったときは、やっぱり全部自分が教えるしかなかったですね。

川嶋　川嶋歯科ではいまでもそれで苦労しています。

歯科衛生士が全員新人だったときは、講習会にどんどん参加させたり、講師に来てもらって教えてもらったりしました。でも最近は、やっぱり院長が責任を持って教えることがいちばんかなと思っています。たとえば院長の口を何分で撮影できるかとか、院長のポケットを何分で計測できるかのように、身を呈して教育するのもやっぱり必要じゃないか、と。そうやって一人ずつ育っていくのを待つしかないって思います。

●教育係の燃え尽きにも注意

齋藤　教育係は決めていますか？

田中　とくに専属というわけではありませんが、おもに教える人はこの人という程度で決めています。というのは、いろんな先輩が教えりすると、けっこう混乱するようなんですね。私からすると誰もが同じことを教えているように思えるのですが、新人からすると別のことのように受けとめてしまうことがたまに見られます。「先輩によって言っていることが違う」みたいな感じです（笑）。ですから、「質問するならばこの先輩にしてね」という程度の役割分担はしておいたほうがいいかなと思っています。

河野　河野歯科では、基本的にはトップの歯科衛生士が教育していますが、教育係ではなくて統括・監督のような位置づけにしています。「私が説明しても理解できなかったようだから、今度はあの人に聞いてごらん」のように采配する係ですね。

このようにしたのは、教育係として一〇〇％その人に責任を押しつけてしまうと、その教育係の歯科衛生士がつぶれてしまうことがあるからです。新人になにか問題があると、教育係が悪いということになってしまって、教育係が責任を感じて辞めてしまうことがあります。これは、歯科医院を支えるメンバーがいなくなってしま

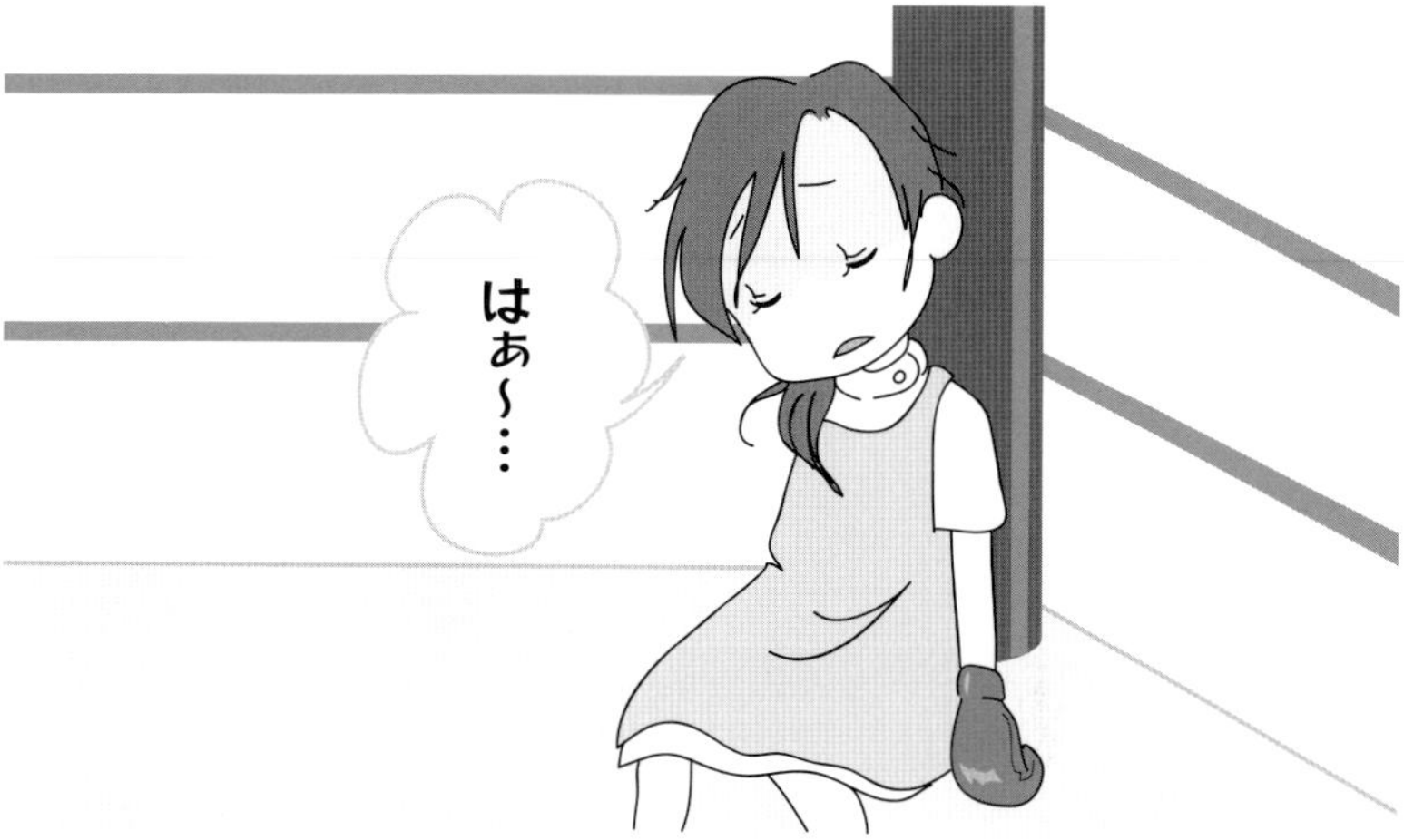

●燃え尽きたぜ。真っ白にな……。

うわけですから、ぜったいに避けなければならないことです。

田中　田中歯科では、新人と教育係が相次いで辞めたことがありました。双方が燃え尽きてしまったんです。こういうことは新人教育時には注意したいことですね。

杉山　杉山歯科も特定の教育係を定めていませんし、一人に教育を集中させることはしたくないですね。ただ、たとえば口腔内写真撮影や個々の機器の使いかたなどを短期集中で教えるときなどは、それぞれがうまい・得意な人が担当して教えるようにはしています。それ以外の誰でも教えられるようなことは、空いている先輩に適宜指導してもらうようにしています。

●患者さんの手を借りなければ教えきれないこともある

齋藤　歯周組織検査とか口腔内写真撮影とかは、相互実習や院長の口を使えばなんとかできなくはないですが、より臨床的な技術の教育は、どうしても現場で教えていかなければならないこともありますよね。

川嶋　何度も同じ口腔内を計測していれば、いくら未熟とはいえ、どこにポケットがあるか、覚えちゃいますからね（笑）。

齋藤　それに、私たちの歯には歯石もさほど付着していないでしょう。SRPの練習をしようにも、「形だけ」しかできないのが現実じゃないですか。

杉山　そのとおりです。ですから、ある程度の段階で実際に患者さんを担当させて、つきっきりでチェックするくらいのことが必要です。患者さんには申し訳ないけれど、私たちの仕事は実践できてはじめて成り立つものですから、事情を説明してやらせてもらわなければなりません。

勤務医を指導するときも同じです。模型で形成を一生懸命練習したとしても、患者さんの歯を削るのとは全然違います。

先輩がつきっきりで見るもよし、時には院長が新人のアシスタントに回って、じっくり現場指導することが欠かせませんね。

トピック17

いつ新人教育をしているか？

●新人教育は、歯科医院の業務である

川嶋　新人教育は、業務時間内・外、どちらでするのがいいと思いますか？

河野　私はどちらでもいいと思っていますが、新人教育期間を三年間（トピック15参照）とすると、三年間ずっと業務時間外に続けるのはみんなツライですよね。ただ、プロービングや口腔内写真撮影のしかたなど技術的なことの指導は、短期集中・期間限定でできるものだと思うので、期間限定でだらだらしないのであれば、業務時間外に残業として教えてもいいでしょう。ただし残業なので、残業代をきちんと支

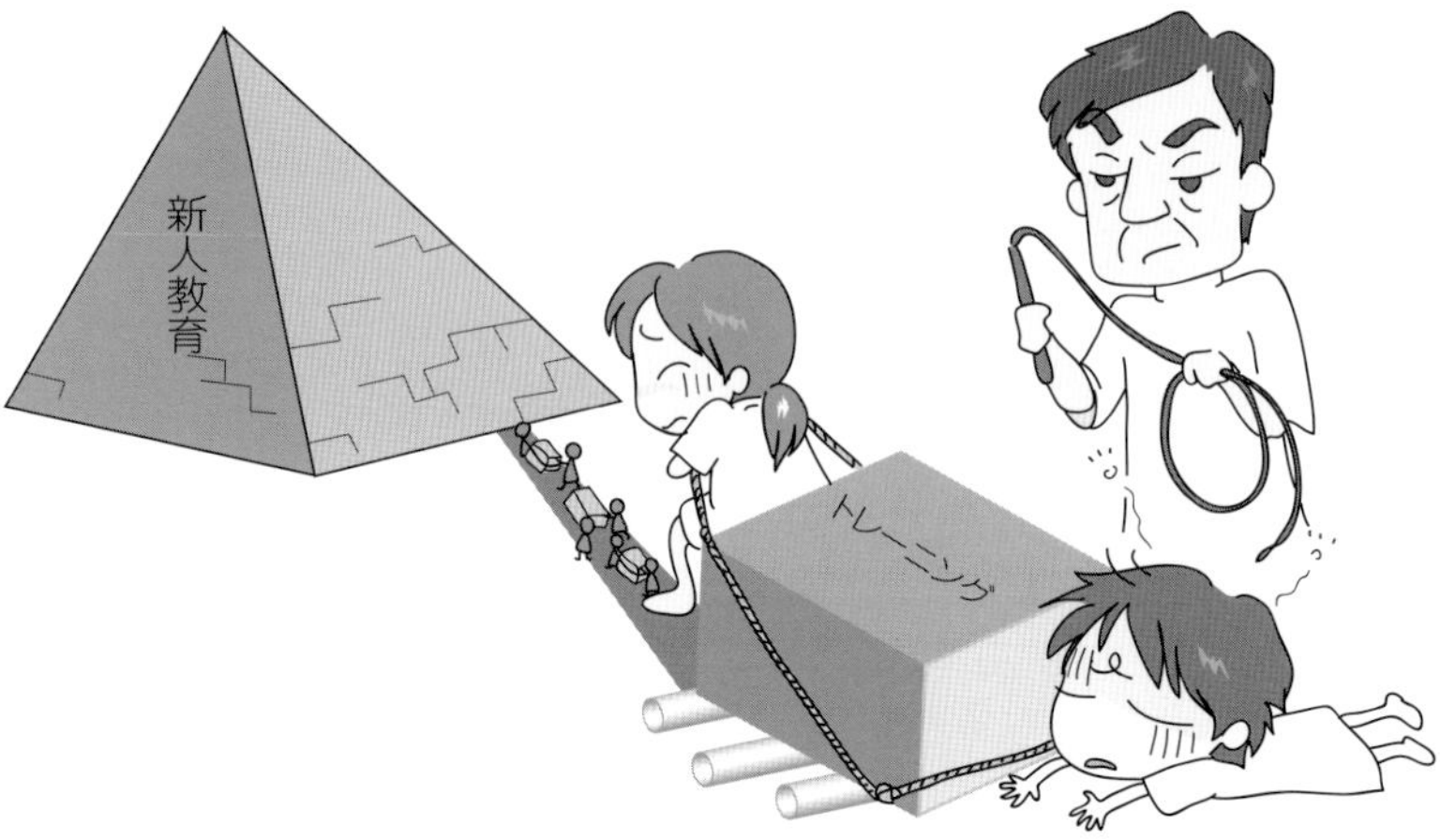

●新人教育という名のタダ働き……。

払うことが前提ですよ。新人教育も業務の一つですから、「ただ働き」させてはいけません。教える先輩はもちろん、教わる新人にも残業代を支払うべきです。

川嶋　「新人教育は業務時間外。これはキミのためにやっていることだから残業代なし。教える側もボランティア」という話をよく耳にします。「これで十分できている」って胸を張っている院長がたくさんいますが、私は長い目で見た場合、うまくいかないような気がしてならないですね。

河野　こういうパターンって、みんなのやる気があるうちは続くでしょうけれど、すこしでも「そこまでしてやりたくない」って思い始めると、ガタガタとくずれて、それでおしまいになってしまう傾向にあります。こういう教育姿勢は、システムとしては無理があると思いますよ。

川嶋　それにスタッフにも家庭の事情があります。結婚、子育てなどいろいろな事情を考えると、新人教育は業務時間内に行ったほうがスムーズに進むと私は思います。

田中　田中歯科では、新人教育はもっぱら昼休みにしています。昼休みは、名目上一時間五〇分です。午後の診療は一四時二〇分から始まるので、一三時五〇分くらいまで新人教育に使っていますね。

　昼休みに教育を行うことのポイントは、時間が限られているので、ダラダラしないということ。ちゃんと時間を決めて終わらさないと、お昼ご飯が食べられなくなりますからね。患者役のスタッフやアドバイスする先輩は、数ヵ月間、昼休みを少し削って教えています。

杉山　杉山歯科の昼休みは一時間一〇分しかないので、田中歯科のように昼休みを利用することは実質不可能ですが、だからといって業務時間後に新人教育をすることはまずありません。新人教育はかならず業務時間内にするようにしています。知識の教育や模型実習などは医局で教えますが、ユニットを使わなければ教えることができない内容のときは、一時間、そのユニットのアポイントをカットして、患者役と指導者のアポイントも調整します。アポイント調整はけっこう大変ですが、これをせ

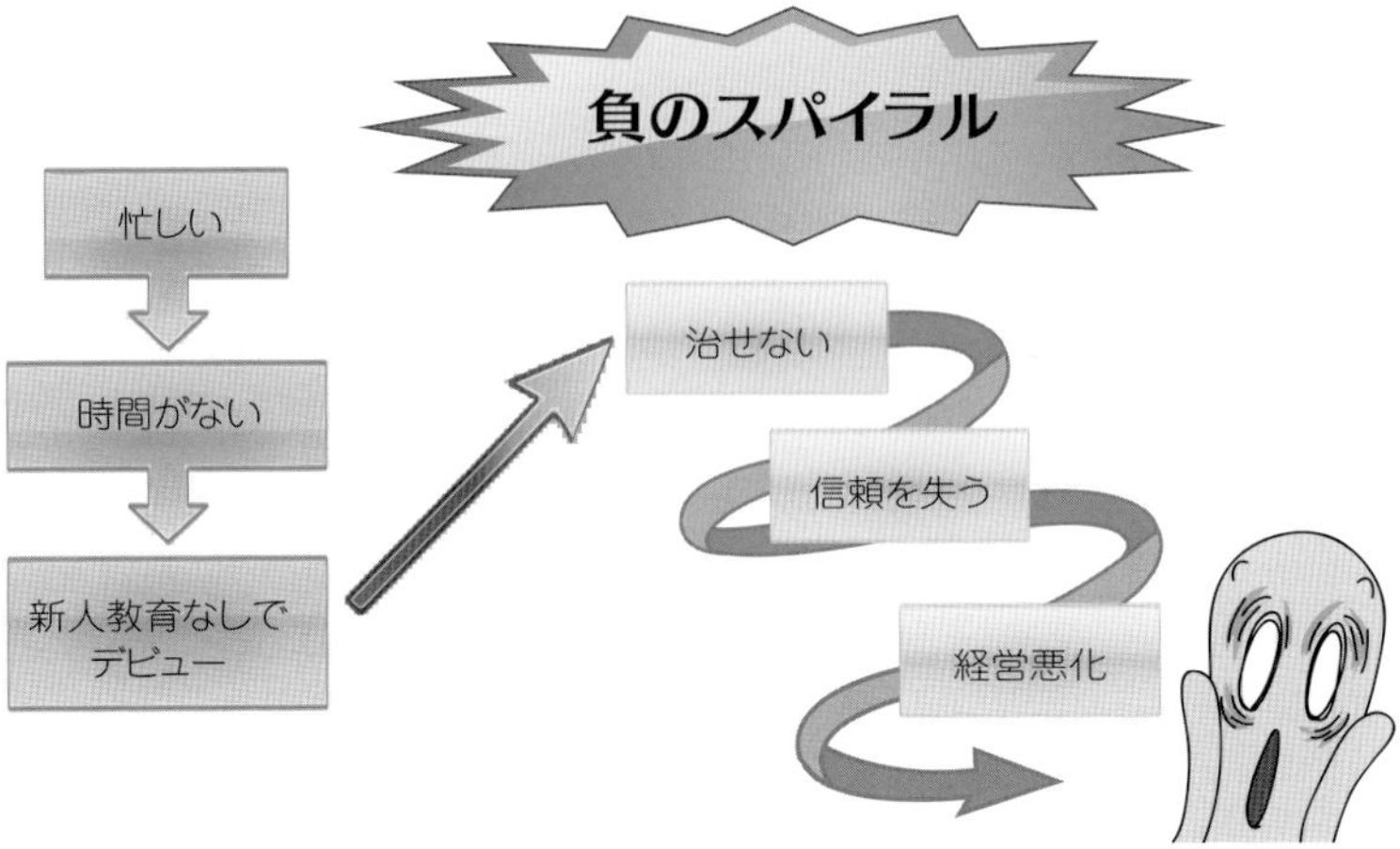

●「忙しい」から始まる負のスパイラル。

ずにはなにも始まらないですからね。

●時間は作らなければうまれない

河野　先日、ある歯科医師から「診療時間はいっぱいだから無理。最近昼休みもろくに取れていないし、夜にもだいぶ食い込んでしまっている。そんななか新人教育なんてできやしない。だから、教育しないで臨床デビューです」なんて話を聞いて、びっくりしたんです。「たしかに忙しいかもしれないけれど、長い目で見たら新人教育したほうが近道だよ」って言ったんですが……あの歯科医院はどうなったかなぁ。

田中　「忙しい↓時間がない↓」の次に来るものが、危険なものになってますね。

齋藤　歯科衛生士の長山和枝さん（春日部

市・わたなべ歯科勤務／コラム参照）に言わせると、その次は「時間を作る」になる。それが本当のフローのはずなんだけどなぁ。

河野　「新人教育」は、アポイントの取りかた、いいかえると人員配置に密接に関係します。河野歯科でも、五台のユニットすべてにアポイントを三十分刻みで入れていた当時は、とにかく忙しくて空き時間なんてなかったし、昼休みに診療が食い込むのも当たり前でした。そんな環境下では、業務時間内に教育なんかできるわけはない。

それに対して現在の河野歯科や田中歯科、杉山歯科は、ある程度ゆとりをもったアポイントと人員配置をしているから（トピック9参照）、スタッフを育てる時間を作ることができる。

田中　たしかに田中歯科では、歯科衛生士のアポイントに余裕を持たせています。ですから、たまたま新人と先輩が同じ時間帯に空きがあったりするときは、その時間を有効活用していますね。また、先輩歯科衛生士のアポイントがキャンセルになったときなどは、新人からすると絶好の学び時間ですよ。

杉山　それに杉山歯科は、よっぽどのことがないかぎりスタッフが辞めてから新人を採用するということはなく、かならず三、四ヵ月はダブらせるようにしていますので、「新人教育時に人手が足りない」というようなことはありません。引き継ぎ業務の一環に新人教育を組み込むのも、無理なく行ううえでの秘訣ですね。

実録

新人教育の時間の作りかた

長山和枝

新人スタッフを迎え、先輩と呼ばれてうれしいのもつかの間、日々の現実は、経験や勤務年数が増えるほど担当患者数は増加、診療時間中はアポイントに追われ、合間にだってシャープニングや資料の整理、アシスタントに器具の滅菌。次から次へとやることが浮かび、自然と身体も動き、空いている時間なんてない！

新人はどうでしょう？　一つの仕事に時間がかかり、終わってから次のことを考える――。

そんな姿に、つい「後で教えるから」「見て覚えて」としていませんか？『自分でやったほうが早い』なんて思いが、頭をかすめていませんか？

以前に某セミナーで、「時間は作るもの」と断言したことがあります。でも今は少し変わって、「時間は選ぶもの」と思っています。

なにに時間を使うか――新人教育に充てる時間がもし「ない」と感じているならば、それは単に『ほかのことに時間を使っているだけ』です。どんな状況であっても、時間はあなたが選べます。

大切なのは、『決めること』です。当院に今の新人スタッフが入ってきてくれたとき、私は決めました――この子たちをちゃんと育てる、と。こころにそう決めたときから、私の時間の使いかたは変わりました。

本当に時間はないのでしょうか？　たとえば一日たった三〇分でも、二〇日で一〇時間になります。診療前、診療の合間、昼休み、診療後などなど、大切な想いを継承してくれるスタッフに割く時間はいくらでもあります。

また、ヘンに『枠』にとらわれないことも大事だと思います。「まとまった時間を作らないと教えられない」と決めてしまうと、毎日の作業に埋もれてしまいがち。伝えたいことは、必ずその日のうちに伝える。これも決めていることです。

大切なのは、こちらの『ありかた』だと思うのです。

（わたなべ歯科勤務・歯科衛生士）

トピック18

新人の臨床デビュー時に注意すべきことは?

●臨床デビューの基準

川嶋　皆さんは、新人の臨床デビューに際し、なにか基準など設けていますか?

田中　基準はすべて私です。まず口腔内写真撮影と歯周組織検査を私にやらせて、私が「駄目だ」と思ったら患者さんにはやらせない。これがいちばん大事なことだと思います。院長が、その新人がしっかりできるようになったことを把握してからでないと、患者デビューはさせてはいけません。形式的にはだれが評価してもいいのですが、新人にとっては院長がいちばん緊張する相手だと思うんですよね。その緊張下で口腔内写真や歯周組織検査がちゃんとできれば、もう大丈夫、というわけです。

河野　河野歯科では、口腔内写真撮影や歯周組織検査といった基本的な歯科衛生士業務については、明確な基準・到達目標を定めていて、それがクリアできたらＯＫ、としています。

この方法は、田中先生のコンセプトと基本的には変わりません。田中先生のように自分の身体を使って評価するか、自分の分身であるマニュアルの基準で評価するか、の違いです。

川嶋　川嶋歯科も基本的には皆さんと同じですね。ただしＳＲＰに関しては、私たちの口腔での相互実習だけ限界がありますから、患者さんの口腔内での練習も兼ねて臨床デビューする側面もあります（トピック16参照）。

●やむを得ず前線投入しなければならないならば……

田中　田中歯科で新人に最初に担当させる業務は、子どものう蝕予防です。子どものう蝕予防というと、必然的にお母さん世代、つまり二〇～三〇代も診ることになります。その世代はあまり歯周病もありませんから、さほど難しくはないでしょう。田中歯科ではできるだけ歯科衛生士は家族単位で診ることにしているので、一歳六ヵ月検診で来院する子を担当して、その次にそのお母さんと広げていき、それがうまくこ

【口腔内写真撮影　到達目標】

①10分以内に全顎9枚の写真が撮影できること。

②無理のない姿勢で撮影できること。

③患者をうまく誘導できること。

④患者に痛みを与えないこと。歯にミラーを当てたりしないこと。

⑤上下左右対称的配置で撮影できること。

⑥咬合平面が水平位置にあること。

⑦正中が中央にあること。

⑧中央に歯列が配置されていること。

⑨虚像と実像が共存しないこと。

⑩唾液が除去されていること。

⑪ミラーの端が写っていないこと。

⑫前歯部口蓋側面撮影時は、口蓋が写っていること。

⑬患者の鼻の穴を写さないこと。

⑭ミラー観で撮影する際は、最後臼歯から撮影されていること。

⑮頬側面観は、歯間乳頭を正面から撮影すること。

⑯ピントが正しい位置であること。

⑰指、舌、口蓋、口角鉤、水滴、ミラーのくもりなどがないこと。

※患者に「二度と撮影されたくない」と思わせるような撮影をしないこと。

【歯周組織検査　到達目標】

①患者に、診査内容や診査時の痛みについて、しっかり説明ができること。

②ポジショニングが適切であること。
・術者の腹部・胸が、患者の頭部に接触しない。
・患者に不快感を与えるような姿勢で診査しない。

③患者の痛みなどの反応に注意を払い、対処できること。

④20分以内に、下記の項目がすべて計測できること。
・ポケットデプス計測（6点法）
・BOPの確認（6点法）
・動揺度の確認
・プラーク付着状態の確認（4点法）

⑤プローブが正しく把持できること。

⑥固定（レスト）を適切に取っていること。

⑦**重要**　歯軸に平行にプローブを挿入すること。

⑧**重要**　ウォーキングストロークで診査すること。

⑨**重要**　下記の部位では、ミラーを適切に使用すること。
・最後臼歯遠心
・上顎口蓋側

※ミラー視であっても、正しい姿勢で行うこと。

●河野歯科での口腔内写真撮影および歯周組織検査の到達目標（抜粋）。この基準を満たしていないと、新人には患者を配当することはしない。なお、この基準は日本ヘルスケア歯科学会の歯科衛生士養成コースの認定基準でもある。

なせるようになったら新患患者さんを普通に配当していきます。

杉山　杉山歯科では、神経質でなく、それほど重篤でない成人患者からデビューさせます。田中先生と違うのは、子どもの患者さんはしばらく担当させないことですね。とくに若い新人にとっては、保護者への説明がいちばん難しいみたいです。

河野　私は患者さんと新人の性格のマッチングも見ますね。いきなり合わない患者さんにマッチングさせるのは、双方にとっても不幸ですから。

田中　ただ……このようにできるようになったのはつい最近のことで、歯科医院に余裕がなかった当時は「新兵訓練が終わる前に前線に送りこむ」ことばかりでした。前線に送り込まれた歯科衛生士はキャパシティ以上の患者さんをバーッと配当されるわけですから、それは大変だったと思います。

齋藤　歯科衛生士数が一、二名で、どちらも新人だったりするような「ヘルスケア型診療をやろう」と決意したばかりの歯科医院では、えてしてそうなりがちじゃないでしょうか。私の歯科医院もそうでした。現実は、いかに無理やりデビューさせて、どうサポートしていくかが課題だと思います。

川嶋　本当にそう思います。多少ポケットの測定が不正確でも、多少歯石が残っていても、その場は目をつむって最後に私がやり直す、ということも多々ありました。現実的には、不慣れな新人を二人羽織でサポートしながらデビューさせるしか方法なんて

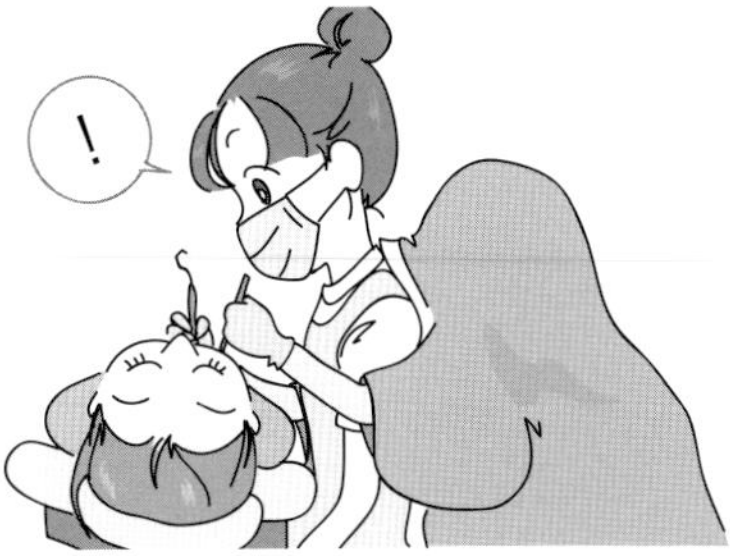

●二人羽織プロフェッショナルケア！

なかったです。

齋藤　丸投げするわけにもいかない、だからといって悪いところ・できないことを指摘しているだけでは進まない。「燃え尽きちゃうんじゃないか」、「いや、きっとがんばってくれるはずだ」なんていつもハラハラしながら、新人のがんばっているところを一生懸命探して、ほめながらサポートしていましたね。

田中　技術的フォローと精神的フォローですね。

河野　「なんとなく配当される」とか、「まだちゃんとできていないのに……」といった段階で患者さんを配当すると、本人にとっては大きなプレッシャーですからね。サポートが必要なのは間違いないです。

齋藤　はじめのころは、私自身が新人のアシスタントに徹したこともありました。多少収入はダウンするけれど、それくらいの覚悟がなければ、その歯科衛生士は一人立ちできないと思います。

●デビューできて安心、というわけでもない

河野　二五年前、私も齋藤先生や川嶋先生のように新人歯科衛生士をサポートしながらデビューさせました。そのときは、「なんとか一人でも育てば、あとは楽になる」って自分に言い聞かせながらがんばっていました。そして一人無事育ったのですが……数年後その歯科衛生士が育てた後輩を見ていたら、やっていることに違和感があったんです。そんなこと教えたことなかったんだけど……と不安になって後輩に聞いてみたら、「先輩に教わったとおりにやってます」って答えたんですね。そのとき、ハッと気がついたんです。当時の私は、一人がデビューできて安心しきってしまい、実質的にその後は丸投げだったんです。その結果、当初考えていたコンセプトから、ジワリジワリとズレが生じてしまった。「これじゃいけない」って反省して、もう一度先輩を含めていろいろ話し合いました。これは教育方法を考えるきっかけにもなりましたね。

きっとだれもが「この難局を乗り切れば……」って奥歯をかみしめて一人を育てようとがんばっていると思いますが、その先も継続的にフォローしていかないと、思いもよらない方向に勝手に進んでしまうことがあります。「安心するのはまだ早い、ヘルスケア型診療が定着するまで気を抜いてはいけない」と、覚えておいてほしいですね。

トピック19

講習会などに歯科衛生士を参加させるにはどうすればいいか？

●講習会・セミナー参加は業務命令とする

川嶋　私自身、以前からこのトピックには悩まされていましたし、きっと多くの院長たちも悩んでいることと思います。

歯科医院をよりよくするためには歯科衛生士の成長は欠かせません。ですから積極的に講習会などに参加して勉強してほしいのですが、歯科衛生士にしてみれば休日をつぶすことになるわけで、参加をうながすとあまりいい顔しないものです。院長としては、休日の講習会参加がきっかけで歯科衛生士が辞めたりしたら困るので、無理強いすることもできません。すると当然、歯科医院の成長は先延ばしになってしまう……。こんな堂々巡りに陥ってしまうのですが、皆さんはどうやって講習会などに歯科衛生士を参加させていますか？

河野　講習会やセミナーって、歯科衛生士のやる気があるうちは積極的に参加するけれど、やる気がなくなると途端に行かなくなるものです。たとえば、なんとなくみんなで講習会に参加していたけれど、そのうち一人でも「休日をつぶしてまで勉強する必要あるの？」なんて言い出したりしたら、とたんにその風潮が全体に感染してしまう。するとそれまでは「こんな講習会あるけれど、行かない？」「行きまーす」なんて良好な関係で勉強に誘えたのに、以後はまったく太刀打ちできなくなってしまうんですよね。

川嶋　そうなんです。はじめはだれもがやる気満々で勉強してくれるんですが、いずれやる気が失せ、勉強しなくなるときが来るんです。これをなんとか打破したいと考えている院長はたくさんいると思うんです。

河野　解決策は、講習会参加を「お願いする」というものから、「業務命令」つまり歯科医院の仕事の一つにすることでしょうね。

歯科医師一人ががんばっていればその歯科医院が成り立つような従来型の歯科診療ならば、歯科衛生士が勉強しなくても「なにも問題ない」ですむかもしれませ

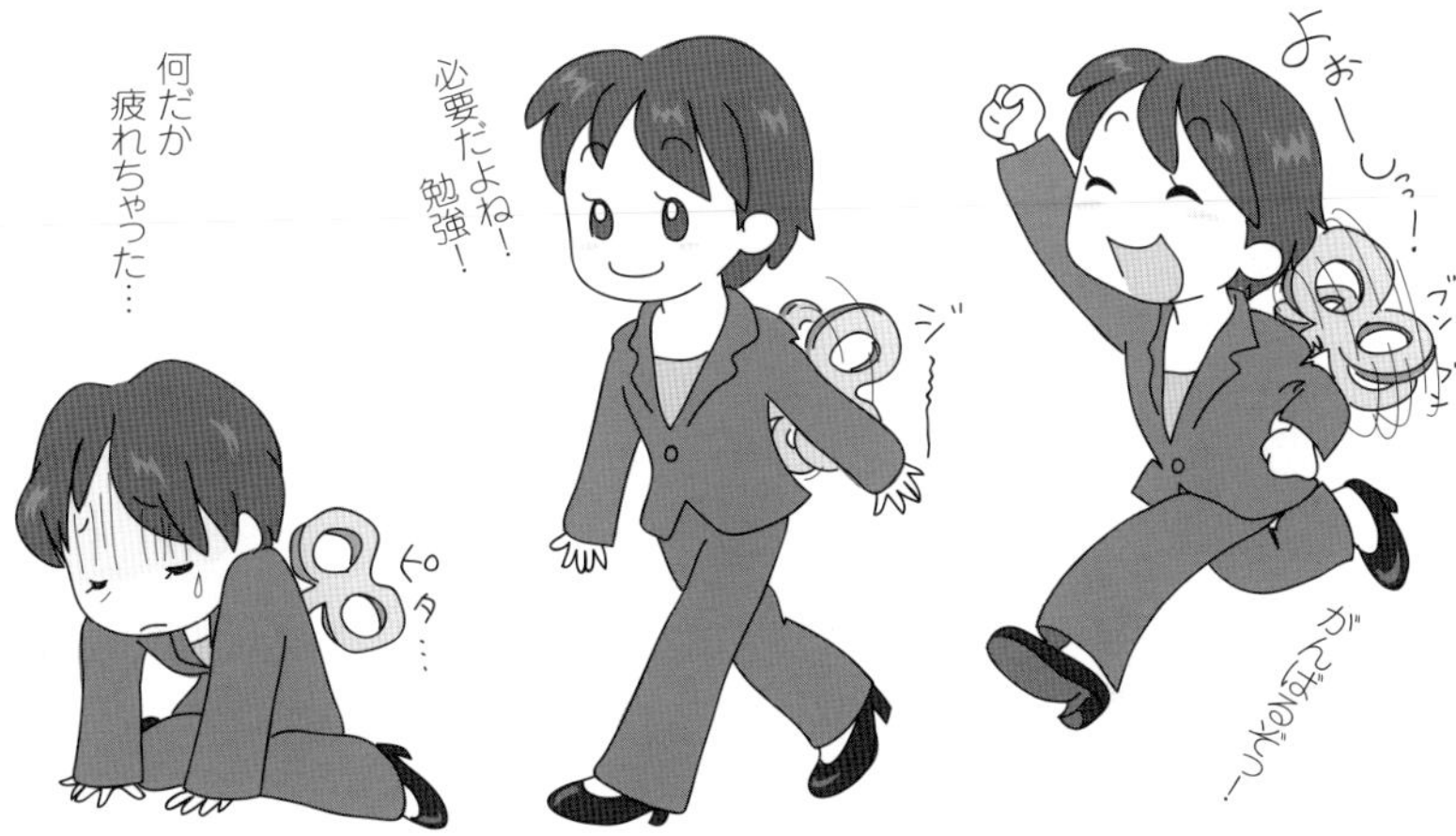
よぉーしっっ！
ブンブン
がんばるぞっー！
必要だよね！勉強！
ジー…
何だか疲れちゃった…
ペタ…

●最初はみんな、やる気満々だったのに……。

ん。しかしヘルスケア型診療はチーム医療であり、歯科医院全体で知識も技術もレベルアップしていかなければならないわけですから、全員が勉強しないと意味がありません。全員に参加してもらいたい講習会があるにもかかわらず、「参加をお願いしたら拒まれた」では、ヘルスケア型診療は成り立たないんです。ならば業務命令で全員参加を義務にしたほうが、あらゆる面においてスムーズに歯科医院のレベルアップすることができるというわけです。

田中　同感です。田中歯科でも、ヘルスケアミーティングなど院長が参加すべきと考えている講習会・セミナーなどについては、「田中歯科の業務」としています。これは業務だから、有無を言わさず参加しなければなりません。もちろん参加費は全額医院の負担です。

杉山　ヘルスケア型診療に移行したばかりのときは、「なんとか参加してください」と説得して連れて行ったこともありましたが、今では杉山歯科もヘルスケアミーティングは全員義務として参加するようにしています。

河野　講習会やセミナーへの参加は、はじめの熱意や勢いだけでは決して長続きしません。歯周組織検査や口腔内写真撮影などのように、歯科医院のシステムの一つとして認識しておかないと、いずれ廃れてしまいますよ。

●業務命令だからこそ代休・日当の整備は欠かせない

河野　私たちのように講習会などの参加を業務命令としている歯科医院は最近増えてきた感がありますが、どうも業務命令にもかかわらず、参加費も交通費も出していないという歯科医院がけっこうあるみたいなんです。先日、「参加費だけ歯科医院が負担しているから、それで十分だろう」と言っていた先生がいて、「それじゃ続かないですよ」ってアドバイスしたんですが、「いや、ウチではうまくいっているから大丈夫」って言いきって、ちょっとびっくりしました。

業務命令として休日に仕事をさせるわけですから、代休なり日当なりなんらかの整備は必要不可欠だと思いますが、どうもまだ歯科業界はこういった医院経営の意

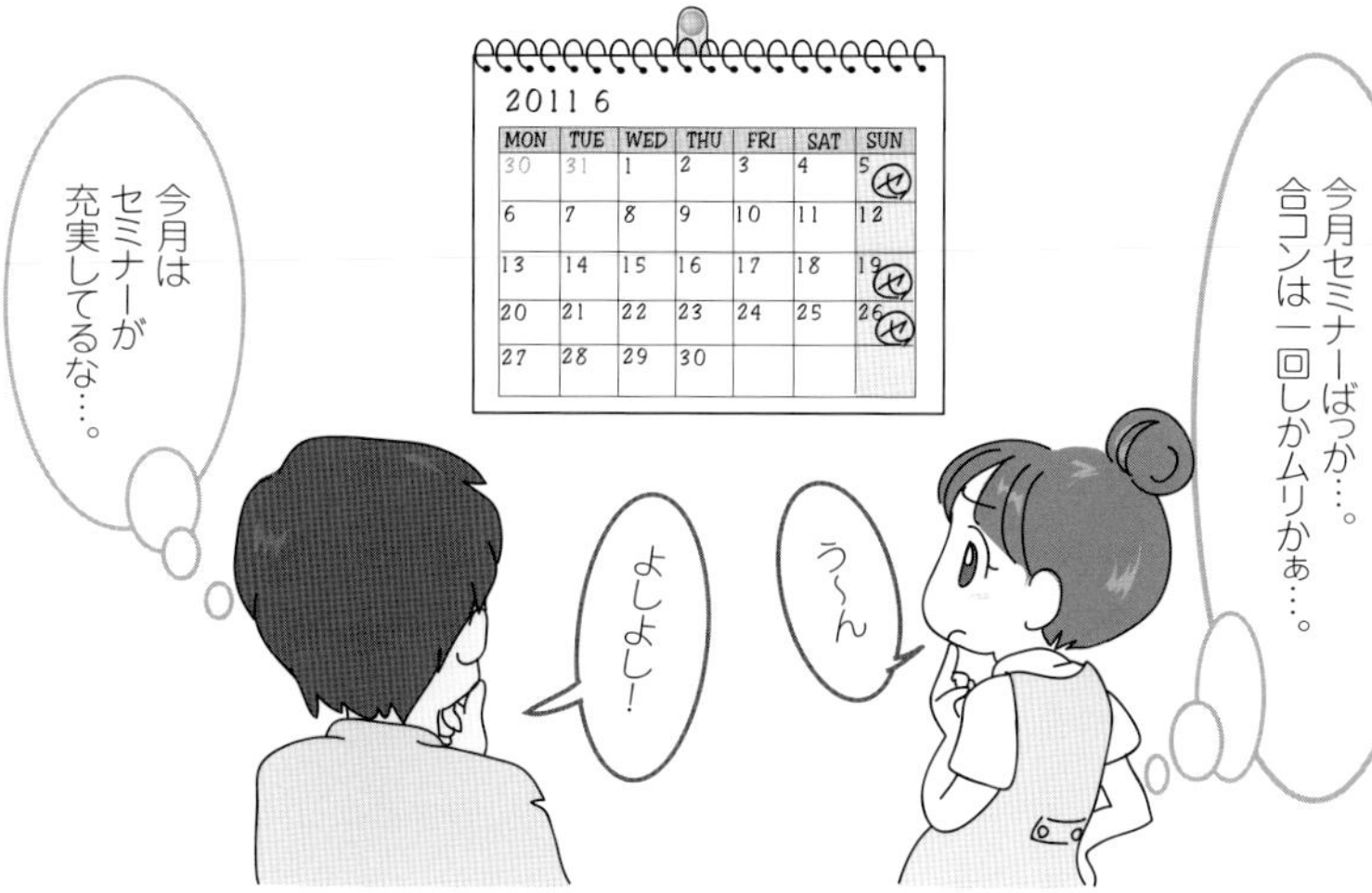
今月セミナーばっか…。合コンは一回しかムリかぁ…。
う〜ん
よしよし!
今月はセミナーが充実してるな…。
2011 6
MON TUE WED THU FRI SAT SUN

●院長の感覚は歯科衛生士の感覚とは全然違う。

識が希薄な感じがしてならないです。

川嶋　歯科医師にとっての勉強はそのまま自分自身の仕事に直結するものですから、歯科医師にしてみれば「休日をつぶして勉強することは当然」という感覚になりがちなんです。だからそういった発想になってしまうのかもしれません。でもこの感覚は歯科衛生士にはまったく通用しないんですよね。

杉山　その感覚の違いを認識することはすごく大事ですよ。院長からすると、「休日も仕事して、翌日も仕事する」なんて当たり前のことなんですが、歯科衛生士はそうは思わない。以前、二泊三日でセミナーに参加したとき、歯科衛生士から「翌日休みがほしい」ってリクエストがあったんです。二泊三日といっても、最終日に帰宅したのは昼過ぎで、午後はまるまる休み。「にもかかわらず翌日も休みたいって、贅沢すぎないか？」って思ったのですが、歯科衛生士の感覚からするともう限界だったようです。

田中 私にとって講習会やセミナーに参加することは、歯科衛生士がディズニーランドに遊びに行くことと同じ優先順位なんですが、これって私にしか通用しない尺度みたいです（笑）。

河野 えてして私たちは「土日勉強したからといって月曜日に休めるわけないじゃん！」って思ってしまうかもしれないけれど、業務命令を出す院長の責任として、しっかり代休や日当のシステムを作らないといけないと思いますよ。

皆さんは、代休や日当をどのように整備していますか？

田中 田中歯科では、田中歯科の業務としたものに関しては代休を設定しています。また、パート勤務のものには時給を出すようにしています。

杉山 杉山歯科もおなじですね。

川嶋 私は、以前に河野先生から「業務命令化」というアドバイスを頂いて以来、代休と日当を選択できるようにしました。また、ヘルスケアミーティングのようなあらかじめ参加が決まっているものに関しては、代休ではなく「休日の変更」ということにして、あらかじめ予定を組むようにしました。

齋藤　うちも川嶋歯科と同じように休日の変更というスタイルで対応しています。

●歯科衛生士に自発的に勉強してもらいたい！

齋藤　歯科衛生士には勉強してもらいたい。だからと言って毎月業務命令を連発するわけにもいかない。ゆえに業務命令として参加させるものは「これは歯科医院として大事だ」というものに絞るべきだと考えているんですが、現実的には業務命令とは別に、もう少し自発的にいろいろなものに参加してくれたらいいなぁと思うときはありませんか？

田中　もちろん思います。うれしいことに、最近は自分たちでテーマを決めて、誘いあって行くようになりました。

川嶋　うらやましい！　チラシなどをわざわざ目につくところに置いているんですが、そこまでには至っていないです。

田中　自発的に行くようになったのはここ半年くらいで、五、六年は打てどまったく響かず、という感じでした。

　実は、変わってきたのには理由があるんです。いま、田中歯科にとてもできる歯科衛生士さんが週二回来てくださっているのですが、知識・技術の差があまりにも大きくて、一〇年目の歯科衛生士が焦っているんです。豊富な歯周病の知識を持って治療に臨むようすを目の当たりにして、「自分たちがいかに足りないか」ということを実感したようなんですね。いままではそういう経験がなくて、講習会なども「業務だからなんとなく参加している」というだけだったみたいですが、身近にそういう人が現れたことで、やっと目覚めたという感じです。

歯科衛生士がこういうふうになるまでは、私たちは我慢するしかないんじゃないかと思います。田中歯科はたまたま環境が変わったからそうなりましたが、たとえば懇親会などに参加して、他の歯科医院の歯科衛生士と話したりすることで自分との差を感じ、モチベーションになることもあるかもしれません。

杉山　私もそう思います。業務として連れて行ったものであっても、そのなかでなにかしら「やっぱり参加してよかった」というものが少しでもあれば、ほかにも参加してみようという意欲もわいてくるようです。

田中　また、歯科医院として自発的な勉強を支援するような環境づくりも必須でしょうね。たとえば講習会参加費の補助。歯科衛生士にとっては、講習会参加費のねん出はそれなりに大変だったりします。田中歯科では、「感想文やレポートを提出すれば、参加費を半額補助する」というふうにして、金銭的な面でのサポートをしています。

また歯科衛生士が参加したい講習会などがあるならば、その歯科衛生士のアポイントを調整するような柔軟な姿勢も欠かせないでしょう。

歯科衛生士のナマ声・聞いてみました「どんな思いで講習会に参加している？」

臨床力や歯科医院力を向上させたいならば、自発的に新しい情報を求め、勉強することが必要だと思います！

早く一人前の歯科衛生士になりたいという思いが強かったんでしょうね。新人のときから、ヘルスケア歯科研究会（当時）以外のいろんな講演会に参加してきました。実際、多くの歯科衛生士の話を聞いたり習ったりすることで、知識も増えたしテクニックも学ぶことができました。

私は、“業務範囲内の講習会参加”だけでは、新しい情報はなかなか入ってこないんじゃないかって思っています。「歯科医院に新しい風を吹かす」というと大げさですが、いろんな“世界”を見聞きすることで、はじめて自分の歯科医院の強みや弱点を客観的に把握することができ、歯科医院の成長につなげることができると思うんです。

患者さんに良質な医療を提供するためには、つねに刷新することが必要ですよね。そのためには、誰もが自発的に学ぶ姿勢、行動する姿勢が欠かせないと、私は思います。

（河野歯科医院・田村　恵）

一人一人の患者さんのことを思い浮かべながら講習会に参加しています

以前の私は、あまり積極的に講習会に参加するほうではありませんでした。正直あんまり勉強は好きなほうではなくて……。自分の知識や技術の向上のために講習会に参加することはもちろん大切ですが、その後のモチベーションが長続きしませんでした。

でも、しばらく休職しなくてはならない病気をして、自らがつらい経験したのをきっかけに、「悩んでいる人や苦しんでいる人のために貢献したい。歯科衛生士として患者さんの役に立ちたい。」と強く思うようになりました。それからは講習会への参加も意欲的になり、以来、学ぶことの楽しさ、勉強で得た知識を患者さんに還元できる喜びを実感しています。

私は、勉強は自分のためだけではなく、「患者さんのため」でもあると考えています。そしてこれこそが、今の私の原動力になっています。

（田中歯科クリニック・柳　妙子）

トピック20
講習会・セミナーを「ただ参加しただけ」にしない方法は？

●フィードバックはレポート派？　ミーティング派？

河野　河野歯科では、講習会・セミナー参加後は必ずレポートを提出させるようにしていたのですが……これはあんまり意味がないなぁって最近思うようになってきました。以前のコスト意識が高かったときは、「ただでは連れて行かないぞ」と思ってレポートを書かせていましたが、結局のところ「院長に書けと言われたから書いている」だけのことが多くて、質が低下してきた感じがしています。

田中　田中歯科では自主参加の講習会でもレポートを出せば参加費を半額補助しているの

ですが、実際にレポートを出す人は少ないですね。レポートが提出されたとしても、聞いた項目が箇条書きで並べられているだけだったりすると、半額補助するほどの価値のあるレポートか？って思うこともあります。

しかしなかには秀逸なレポートを出す歯科衛生士もいます。日本顎咬合学会に参加した歯科衛生士が「このレポートを読めば参加しなくてもわかるじゃん！」ってくらいのレポートを出したことがあって、それをみんなで回覧しました。皆で内容を共有できるようなレポートならば、書かせる意義も半額補助する意義も十分ありますよね。

川嶋　川嶋歯科では、レポートなどはあえて提出させたりはしていません。というのは、私自身が文章を書くのが苦手なもので……。かわりに、という訳ではありませんが、次回のミーティングのネタとして、口頭で報告してもらうようにしています。「参加した講演会で、うちで取り入れられるものはなんだろう？」のような感じで問いかけ、一人一人に発言してもらい、あーでもない、こーでもないとディスカッションするんです。

何度か繰り返しやっていたら、歯科衛生士の意識がだいぶ高まってきたようで、最近は「なにか持ち帰れるものはないか？」と考えながら受講しているようです。報告をネタにミーティングが盛り上がると、「いい方向に回転してきたなぁ」って実感じますね。

杉山　うちも川嶋歯科と同様に、ミーティングのときに報告してもらっています。配られた資料などをみんなで回覧して、「どうだった？」って質問することは欠かせないですよね。

河野　学んできたことが、はたして自分の歯科医院に取り入れることができるか？　取り入れるならば、どういうふうにすればいいか？　どういう患者さんが適応になるのか？　費用はどれくらい必要なのか？――講演会やセミナー一つ参加するだけで、検討できることがたくさんありますからね。

川嶋　「歯科医院にしっかりフィードバックするまでが講習会だ」ということですよね。

●歯科医院への「おみやげ」は一つあれば十分

杉山　以前歯科衛生士から、「何万円もお金をかけて受講したのに、たったこれしか持ち帰ることがない。どうしたらいいでしょう」と言われたことがありました。「なにか持ち帰らなくちゃ」と、真剣に悩んでいたんでしょうね。

でもよく考えてみると、講演会やセミナーに一日参加したからといって、実際にたくさん持ち帰れるようなものはあまりありません。新しいトピックがそう頻繁に出てくるわけではないですからね。私自身も「一日かけて一つでも持ち帰るものがあれば、それだけで行く価値があった」と思うようにしているくらいです。ですからその歯科衛生士には、「新しいことって、せいぜい一つや二つくらいしかないから、心配しなくてもいい。新しいことを持ち帰るだけじゃなくて、これまで自分たちがやってきたことを確認することだって意味があるんだよ」って伝えたのを覚えています。

歯科衛生士には、「これくらいのスタンスでもいい」ということを、あらかじめ伝えておいたほうがいいかもしれないですね。

川嶋　私もそう思います。セミナーに参加して、なにか一つミーティングなり院内勉強会のネタが出て、一つでも歯科医院に取り入れることがあれば、それでもう十分。参加したことで大きく変わるのではなく、ほんのちょっとの変化につながればＯＫですから。

杉山　「期待していったけど、実際はちょっと違った」ということがわかって帰ってくるのもアリなんです。「たまたまその場で会った人との関係のない話がすごく役にたった」でもいいですよね。

「お金を払ってやっているんだから、必ずなにか持ち帰ってこい」なんて変なプレッシャーをかけるよりも、次も参加したくなるようなサポートをするほうが、歯科衛生士・歯科医院ともに得だと思います。

歯科衛生士のナマ声・聞いてみました「講習会・セミナー参加を活かす方法」

こだわりすぎるよりも、アンテナを大きく広げて参加するほうが、思わぬ宝物に出会えます！

新人のころの私は、「この話を聞きたい！」という思いを強く持って講習会などに参加していましたが、最近はターゲットを絞ることなく無心で参加するようにしています。

私は「こうと決めたらこうだ！」と一直線な性格で、参加しても目的以外は関心がなく、聞きたかった話が期待外れだったりしたら、その講演会自体がすべてダメって思いがちでした。しかしなにも期待せず参加した会で、歯科医院に持ち帰りたい情報に偶然出会って以来、「アンテナを広く張っておいたほうが思わぬ発見ができるかも」って思うようになりました。実際に無心で参加してみると、歯科医院への報告事項が以前よりも格段に増えました。

目的を持つことはいいことだけど、こだわり過ぎて全体を見落としてはいけない――こんな思いで参加することで、講習会などが以前よりも身になるようになってきたと思います。（杉山歯科医院・蓮見　愛）

歯科医院のメンバー全員で復習する習慣が、みんなの勉強意欲と貢献意欲を高めます！

講習会などに参加して「勉強になった」と感じても、すぐに習ったことを忘れてしまい、臨床に活かせないことが多々ありました。しかし院内ミーティング時に受講した内容を全員で復習するようにしたところ、歯科医院の問題改善のために習ったことをどう活かしたらいいのか誰もが考えるようになり、「受講しっぱなし」のようなことはすっかりなくなりました。

院内ミーティングで復習するようになってから、歯科医院の雰囲気が変わってきた感じがします。みんな問題意識を持って講習会などに参加するようになりましたし、なによりも学んだことを患者さんに提供したい、貢献したいと誰もが強く思い、そして行動するようになりました。院長もスタッフも分け隔てなく全員で復習することで、チーム力もアップしたように思います。

復習って、本当に大事なことなんですね。（川嶋歯科医院・渡邉重美子）

トピック21

ミーティングはなぜ必要なのか？

●ミーティングがなければチーム医療は成り立たない

杉山　ヘルスケア型診療はチーム医療を掲げているわけですから、チーム全体の考えかた、方針の統一が欠かせません。そのためには、それぞれの意見のディスカッションを経てすり合わせていくことが必要不可欠になります。そのすり合わせの場がミーティングです。私は、ヘルスケア型診療を目指すならばミーティングは欠かせないと思っています。

河野　そうですね。問題を解決するにも、なにか新しいことをはじめるにしても、現場と

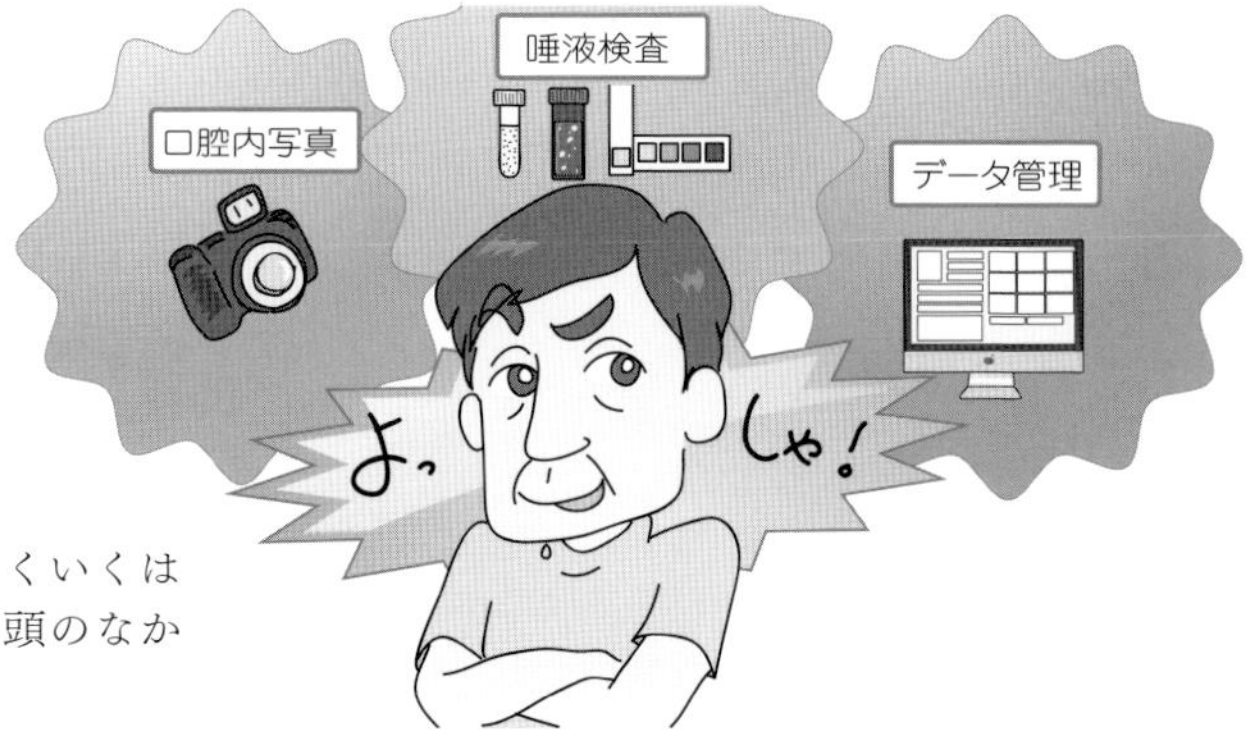

●「これでうまくいくはずだ」と院長の頭のなかでは大成功。

のディスカッションなくしては進めることはできません。

現場の意見を聞かずに「これをするんだ！」とごり押しで進めたとしても、結果的にうまくいかないことが多いものです。院長という生きものは、「こういうことをやりたい」ってけっこう頭だけで考えてしまう傾向があるんですね。そしてそれは、えてして現場と解離していることが多い。だからこそ、現場とのすり合わせをする必要があるんです。

河野歯科では、私の考えや提案がすんなり通るときもあれば、「それは現場に即していない」とシビアな意見が出ることもあります。そういったネガティブな意見が出ると一瞬ムッとしちゃいますが、現場の声だからこそ尊重して、ポジティブにディスカッションを展開するほうが、その後の展開がスムーズになる。

杉山　その過程がすごく大事ですよ。現場の声を無視してしまうと、スタッフは話に乗ってこなくなりますから。

河野　本当にそう思います。かつて私は、現場の声を無視したトップダウンのミーティングをしていました。私がテーマを決めて、「こうするから、意見のある人は言って！」と振るんですが、意見が出ると「それ違うから！」と即否定。「こうすることにしたから、これでいいんだ！」という意見を聞くまでもないミーティングだったんです。するとやがてだれも発言しなくなって、ミーティングはまるでお通夜状態（笑）。でもいくらミーティングで私が命令したとしても、現場に即していないし、なによりもみんな納得していませんから、うまくいくことはありませんでしたね。「トップダウンじゃうまくいかない」って痛感しました。

田中　わたしも同様です。当初はすべて私がトップダウンで決定していましたが、そこで生まれたのはスタッフの反発だけでした。

●みんなで決めたことだからこそ、しっかりやるようになる

田中　現在の田中歯科では、「院内の問題をみんなで考えて、みんなで解決しよう」というスタンスでミーティングをしています。全員で考えて、全員で決定して、全員でそれを守る——これが大事です。私からやれと命令されて動くよりも、組織として

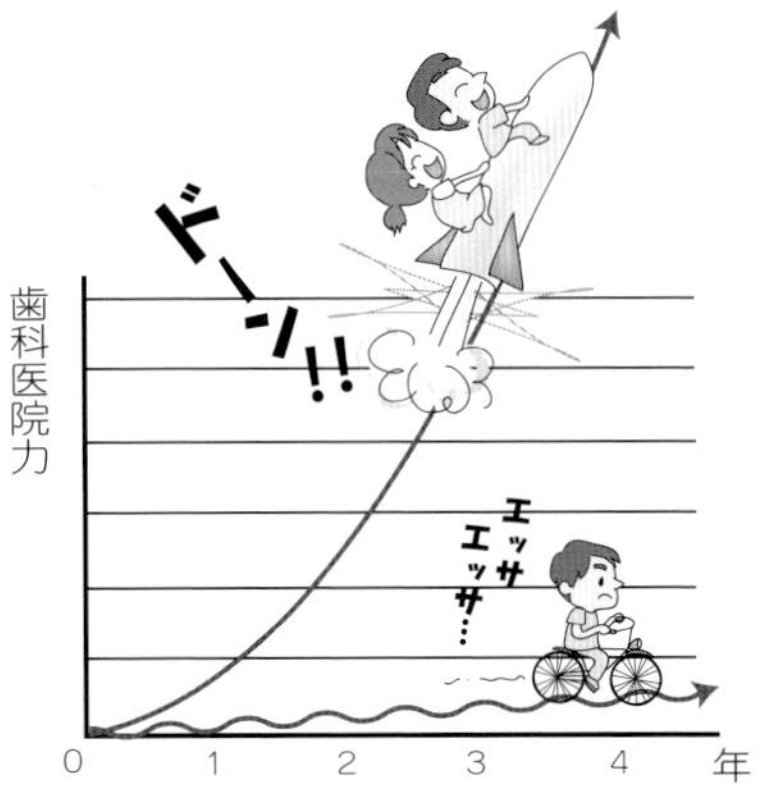

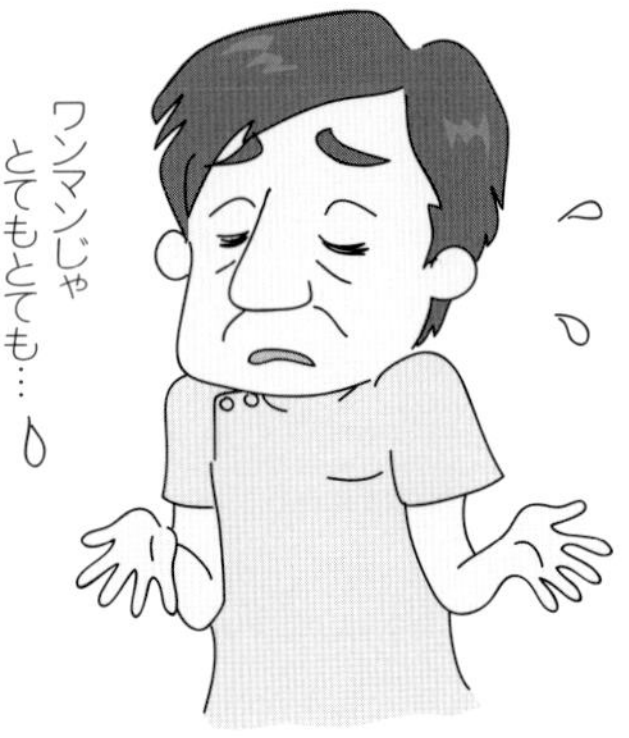

●ミーティングなしで院長が決めたことよりも、ミーティングを経て皆で決定したほうが、その後の動きは早い。

健全ですよね。

河野 ミーティングなしで院長が決めたことって、スタッフはいくらでも文句が言えます。でもミーティングでちゃんと話しあって決定すると、スタッフはそれをきちんと順守するし、「やらなきゃいけない」って強く思ってくれる。つまり責任感が生まれるんです。

田中 その差は大きいですよね。

みんなでディスカッションをするスタイルだと、なにか決定するまで思いのほか時間がかかることもあります。しかし遠回りしても、結果的にスタッフがしっかり動いてくれるようになるので、以降はむしろ楽になります。これも、ミーティングが必要不可欠な理由の一つですよね。

トピック22

ミーティングはどのように進めればいいか？

●どうやっている？　ミーティング

川嶋　ディスカッション形式のミーティングをすることが大切、ということは全員共通ですが、進めかたやテーマの設定のしかたなどは、歯科医院の状況によって変わってくると思います。皆さんは日々のミーティングをどのように行っていますか？

田中　田中歯科では、ミーティングの担当者を決めて、テーマ設定やら進行やらをすべて任せています。ミーティング予定日二週間前までに担当者のもとに検討したい項目を集め、それを簡単なレジュメにまとめて当日に配り、二、三時間ディスカッションします。もし二週間前までに検討項目がなにも集まらなければ、その月のミーティングは基本的には中止。でも中止になったことは一度もなく、シビアなことからつまらないことまで、けっこう集まります。

進めかたは、まず最初に私から休診日とか講習会の案内などの連絡事項を伝えて、それから寄せられた検討事項を順に協議していく、という感じですね。

田中歯科では全員が必ず意見を言うことをルールにしているんです。そうすることで、「ミーティングで決まったことは、みんなでちゃんとやっていこう」というふうに自然となりました。スタッフが進行役なので、日によってうまくいくときといかないときがありますが、それでも決定事項を周知徹底できるようになったので、多少の遠回りはしょうがないって思ってます。

河野　河野歯科は私がテーマを決めています。というのは、なにか院内で問題があるとスタッフから直接私に情報が上がってきて、「いまなにが起こっているのか」「なにが問題になっているか」がわかるんです。そこから、なにをテーマにしてディスカッションしなければならないかが見えてくる。

昔は院内でなにが起こっているかほとんど上がってくることはなく、私が見えることしか気がつきませんでしたが、最近はスタッフの意見を吸い上げられる院長―スタッフ関係にあるので、タイムリーなテーマでディスカッションができています。

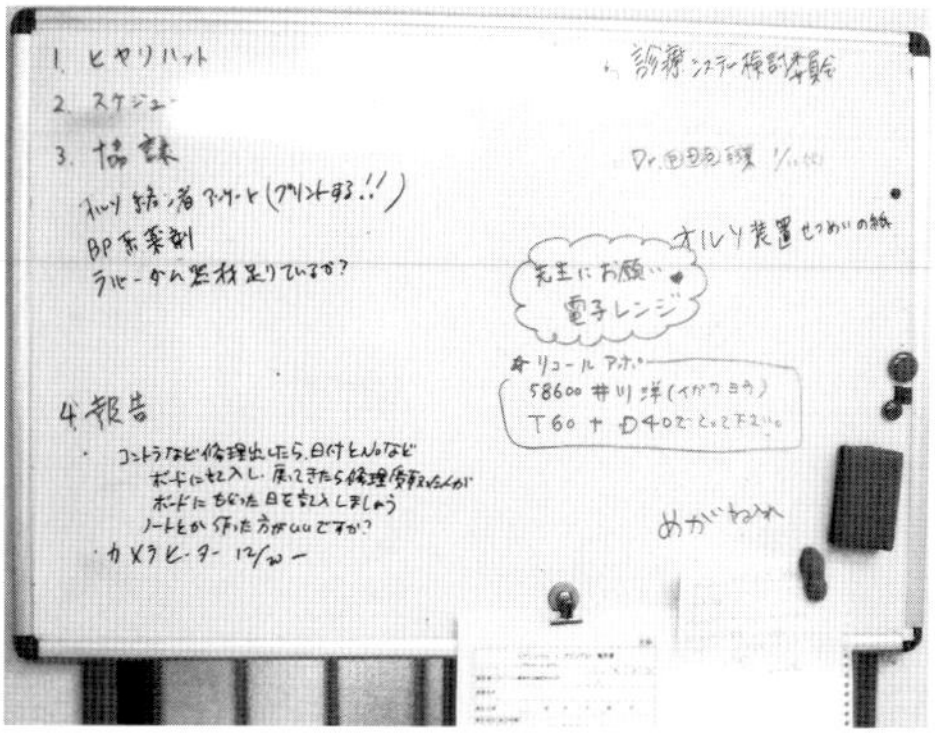

●杉山歯科のホワイトボード。ディスカッションすべき内容が、院内ミーティングまでに書き込まれていく。

川嶋　ミーティングというと、連絡事項の伝達や問題解決の場と考えがちですが、川嶋歯科では勉強の場であったり、すり合わせの場であったり、時には不平不満を聞く場であったりと、「いろんなことに使える時間」という位置づけでやっています。

たとえば講習会などから帰ってきたら、「うちの歯科医院で取り入れられるものはないか？」「どうアレンジしたら、すぐに応用できるか？」などをみんなで相談します。また新人教育の相互実習の時間に使うこともあります。

杉山　杉山歯科は、ミーティング当日までに医局のホワイトボードに検討したい項目をスタッフみんなに書き込んでもらって、それを一つずつディスカッションする、という感じですね。

まず新患の配当を私が行った後に、ヒヤリハットの報告をしてもらい、ホワイトボードに書かれた項目などの検討をして、最後に私から業務上の報告をする、というふうに進めています。

川嶋　ホワイトボードにみんなが書いていくんですか？

杉山　そうです。というのは、診療中に「あ、これ検討しなきゃ」と思っても、けっこうミーティング当日になると忘れちゃうんですよ。思い立ったらパッと手元の付箋紙にメモして、サッとホワイトボードに書き写せば、絶対に忘れることはない。ヒヤリハットも、気づいた人がすぐに報告書に書いてホワイトボードにも書くようにしています。

齋藤　さいとう歯科はまだそんなにディスカッションが充実していなくて、連絡事項の確認を相互にしあう、というだけで留まっているんです。これから少しずつ、みんなで意見を出し合えるようにしたいと思っています。

●ミーティングを支援するツールもある

齋藤　ミーティングをするにしても、とっかかりがなかなか見つからなくて悩んだことがありました。そこでさいとう歯科では、株式会社プラネットが提供している「にこにこきらりん」というミーティング支援ツールをしばらく使ってみたんです。

田中　うちも使ったことありますよ。ミーティング初心者には便利なツールですよね。

齋藤　はい、とても参考になりました。「にこにこきらりん」は、「院内の整理整頓について考えよう」「バリアフリーについて考えよう」のようなテーマがいくつも設定してあって、そのテーマをディスカッションする手順、スタッフから意見を引き出す方法などが書いてあるんです。そしてその手順に従って進めていくと、おのずと結論が出るようになっている。うちみたいな「ミーティングしたいけれど、どうしたらいいかわからない」歯科医院には、本当に役立つ支援ツールでしたね。

河野　たしかに、ミーティングの進めかたなんて普通は学ばないし、スタッフだって院長に意見を言う習慣なんてそうあるわけでもない。そんなゼロからスタートするような歯科医院ならば、一度使ってみるのもいいかもしれないですね。

齋藤　ただ、これはあくまでもトレーニングツールであり、ミーティングのひな形でしかないので、ある程度進めかたを学んだら、「自分たちの歯科医院の課題・問題を、自分たちで探して、自分たちで解決していく」ように脱皮しなくてはいけません。今さいとう歯科はまさにその脱皮の途中です。

●いつミーティングを行っているか

杉山　杉山歯科はパート勤務のスタッフもいるので、みんながそろうのは昼休みしかありません。ゆえに基本的に週一回、昼休みに行っています。ただミーティングに使えるのは午後二時から二時四〇分までしかなく、新患配当やら連絡やらをすることを考慮すると、実質二〇分くらいしかディスカッションする時間はありません。

すぐに午後のアポイントが始まりますから、二時四〇分から延長することはなく、時間がきたらそれで終わり、残りは次回へ繰り越しになります。これだとなかなか解決・決定しないので、最近は分科会を立てて、月に一、二回、診療終了後二時間程度、選抜メンバーで個別のミーティングを行うこともあります。

河野　うちは月一回、夜七時から九時までです。以前はよく延長していたのですが、「それだけはやめてくれ」とスタッフからきつく言われて、きっかり時間どおりに終わらせるようにしています。

杉山　時間を守ることって大事ですよ。うちも診療終了後の分科会は、遅くとも夜八時には終わらせるようにしています。スタッフにも予定がありますからね。

川嶋　川嶋歯科も、当初は診療が終わってからミーティングをしていたのですが、最近は昼休みにするようにしました。昼休みであれば、「患者さんがやってくればおのずと終了」になるわけですから、ダラダラしないでできるかな、と思っています。それに、こうすると診療もミーティングもすべて業務時間内に収めることができるので、スタッフの予定も尊重することができます。

田中　田中歯科もシフト制なので、午前のみのパート勤務のスタッフもいますから、全員

○はじめてのメインテナンス（症例発表）	○計画停電の対応法（診療時間・診療日の調整と、アポイント管理）
○年齢別・リスク別フッ化物応用方法	○治療計画書・DHカルテの見直し
○顎関節症の病態と対応法	○さまざまな院内プロジェクトの推進
○禁煙支援	○インカムの導入・使用法
○骨粗鬆症とBP剤	○長時間待たせた患者への対応
○歯磨剤の研磨力実験	○キッズコーナー改革
○滅菌・消毒方法	○各種掲示物の見直し
○ヘルスケア型診療の考えかた	○保険の公費負担の種類
○子どもへの唾液検査の導入方法	○１歳半健診（息子の受診から）
○ICDASⅡをどう導入するか	○発達障害（自閉症を中心に）
○メディカルインタビューのしかた	○何に注意して技工物を作っているか
○新患を増やすには	○セミナー参加後の報告
○途切れてしまったメインテナンス患者の掘り起こし方法	○歯科専門誌の読みあわせ
○待合室にはどんな雑誌を置くか	○クレジットカードマニュアル

●各歯科医院でこれまで取り上げてきたミーティングテーマの例。このように多種多様にわたっている。

が顔をそろえるのは必然的にお昼しかありません。診療後に残ってやったことは一度もないですね。

　現在は、月に一度、午前中のアポイントをすべてなしにして、九時から一二時三〇分まですべてミーティングに当てています。

杉山　朝から診療を一度もしない、ということですか？

田中　朝からで、午前中は休診扱いです。しかし検討することがなければ、即アポイントを入れます。先述した「二週間前までに検討項目が集まらなければミーティングを中止する」というのは、こういう事情があるからなんですよ。

トピック23

どんな院内勉強会をしているか？

●院内勉強会のしかたあれこれ

河野　河野歯科では、毎月一回行うミーティングのうち、一時間を院内勉強会に充てて、毎月一名にプレゼンテーションさせています。プレゼンテーション内容はなんでもOK。症例検討でもいいですし、「子育て」や「保育園の一日」、「糖尿病」など、各自が自由に選んでよいとしています。ですから、新人であっても一年目から発表させます。だいたい二〇分から三〇分発表して、残り時間をみんなでディスカッション、というかんじですね。

スタッフ各自にテーマを任せているので、着眼点がいろいろあっておもしろいんですよ。この前は、「コストについて」というテーマで、「紙皿一枚いくらします、これはいくらします」などを発表したスタッフがいたんです。これってとても大事なことなんですが、院長の私がそれをやったらすごくケチくさいじゃないですか。「これにこんなにお金かかっているんだから、ものを大事にしろ！」なんて私が言ったら、命令みたいで反発心すら抱かれかねない。でも器材管理を担当しているスタッフがそういう発表をしてくれたので、医院全体の問題としてうまく伝わった。

齋藤　それはいいですねぇ(笑)

田中　田中歯科では、毎週月曜日の昼休みに歯科医師・歯科衛生士一緒に行う新患カンファレンスと、月二回歯科衛生士だけで行う勉強会の二つが、院内勉強会に該当します。

新患カンファレンスは、新患を配当する前に、治療方針を歯科医師・歯科衛生士ですり合わせすることが主目的なんですが、その際に、たとえば「一級インレーしかない患者さんの場合は、こういうところを重点的に診ていく」のような話をして、「個々の患者さんに対する注意点」と「一般論としての症例の診かた・ケア方法」を、具体的に教えるようにしています。そういえば、以前新患カンファレンスをやっているうちに、「私と勤務医の診療方針が違う」といった若干のブレが見つかったことがありました。歯科医院としてだれもが共通の診療方針でなければいけないので、こういった修正も適宜この場で行うようにしています。

この新患カンファレンスは、いずれ症例検討会にまで発展させ、「その患者さんがどういう経過をたどったのか」ということも皆で共有できるようにしたいと計画しています。

杉山　歯科衛生士だけで行う勉強会は、基礎知識の拡充を目的にやらせています。それなりにキャリアのある歯科衛生士でも、わざと「ＬＰＳってなに？」のように略語で質問してみると、正確に答えられないことがけっこうあるんですね。こういった基礎知識を理解していないと、新患カンファレンスの内容も正しく理解できない可能性もありますから、しっかりと学んでほしい、と思ってやらせています。

杉山歯科では、定期的な勉強会や症例検討をしていないんです。本当はやりたいのですが、なかなか時間が確保できない、というのが実情です。

現状は、初診患者さんを配当するときに、「ここはこうだから、こうしてほしい」という話を担当者に簡単にしたり、めずらしいメインテナンスケースが出てきたときに報告が上がってくるくらいで、あとは外部の講習を受けに行くくらいです。

川嶋　川嶋歯科も、「みんなで症例検討をしよう」と盛り上がったのですが、「パワーポイントが使えないので発表できない」という声があがって、現在頓挫しているんです。

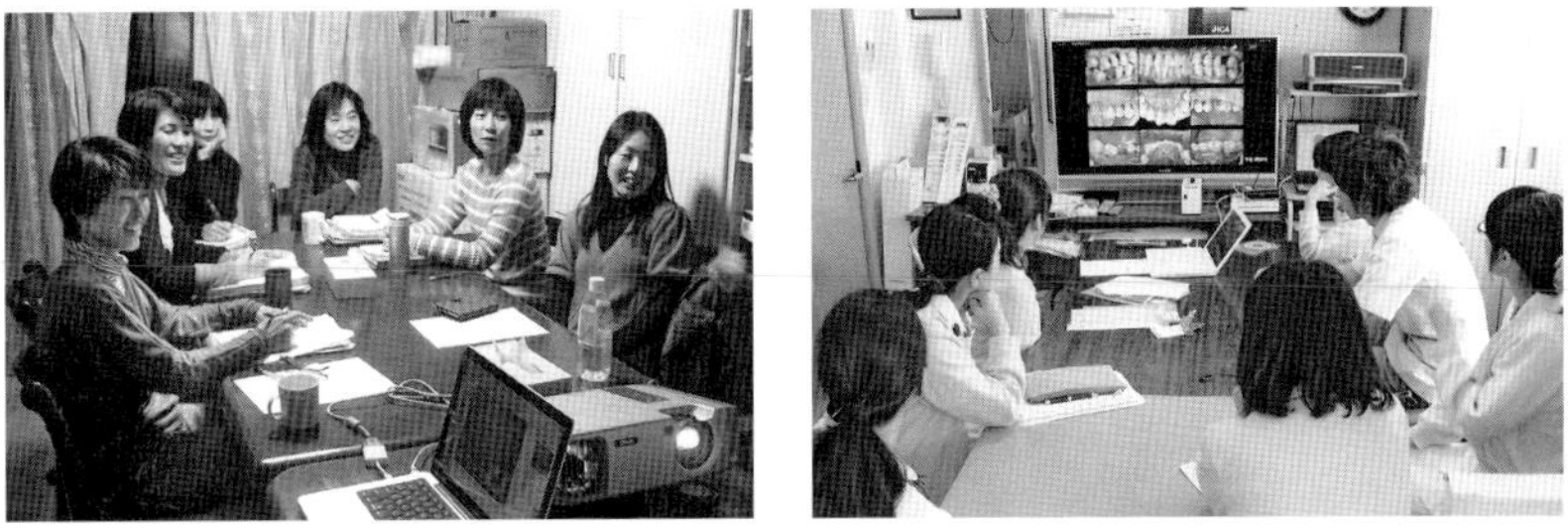

●河野歯科医院（左）と田中歯科クリニック（右）の院内勉強会のようす。

私としても、いずれみんなにパワーポイントを使いこなしてもらいたいと思っているので、パワーポイント教室みたいなことをしながら、症例発表までの組み立てかたを教えている、というのが現状です。

杉山　歯科医院内でするだけなら、パワーポイントは必要ないでしょう。カルテとエックス線写真と口腔内写真をみんなで見れる状態にしておけばいいんだから。

川嶋　たしかにそうなんですが、症例検討するにも「発表のしかた」を教えなければ始まらないので、ならば同時に教えてしまえばいいかな、と思っているんです。まず「症例だけ選んでおいで」と歯科衛生士に声をかけて、どういうことを話したいか聞きながら、私がプレゼンテーションを作ってみる。翌月はそれを参考に自分で作ってみるように働きかけて、三ヵ月後にはそれを使って「発表してみよう」って後押しする。

杉山　なるほど、たしかにそれは一石二鳥かも。

田中　パワーポイントの使いかたや発表のしかたがすぐに上達する方法、ありますよ。次のヘルスケア歯科学会のスタッフミーティングに「川嶋歯科の○○」とエントリーするんです（笑）。あっという間に上達しますよ。

●情報番組を皆で視聴することも院内勉強会のネタになる

齋藤　さいとう歯科も、これといって院内勉強会はしていません。ただ、テレビ番組や新聞などで報道された歯科情報については、みんなで共有したり検討したりする時間を設けるようにしています。

たとえば以前NHKの『ためしてガッテン』で、ある裂溝う蝕歯の写真を見せて、その処置方針について全国の歯科医院にアンケートをした結果、削る・削らないが半々になったと放映したんですね。そのCO歯を診ながら、さいとう歯科ではどう考えるかとか、患者さんにはどう説明するかなどを話しましたね。

河野　それはとても大切。患者さんは見ていても、私たちが見ていない情報番組って、けっこうあるんだよね。

杉山　テレビなどの情報って、突拍子もないことが多いじゃないですか。だから私たちとしてもあえて見ようなんて気持ちが起きないものなんですが、放送された事実とし

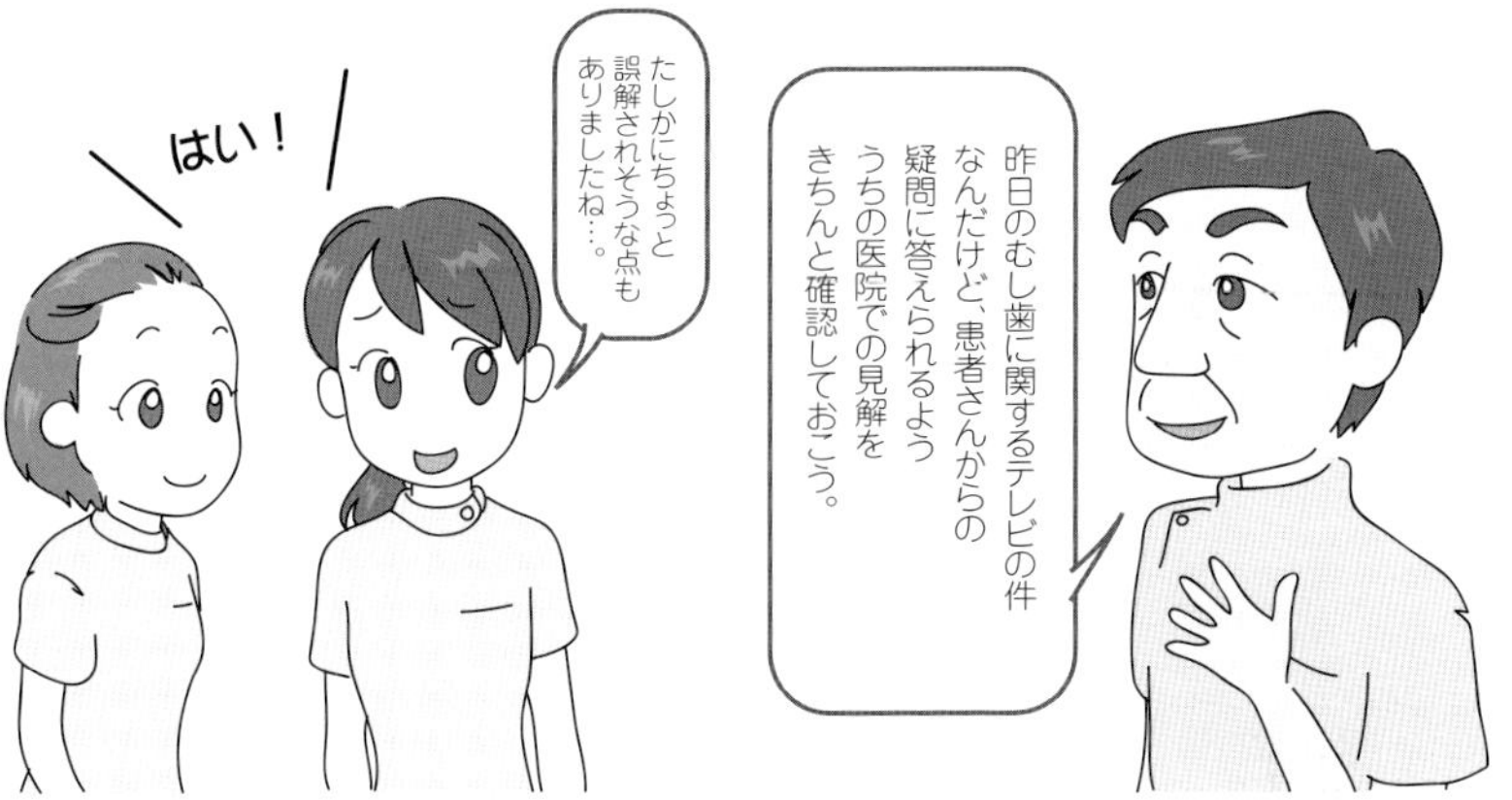
昨日のむし歯に関するテレビの件
なんだけど、患者さんからの
疑問に答えられるよう
うちの医院での見解を
きちんと確認しておこう。
たしかにちょっと
誤解されそうな点も
ありましたね…。
はい！

●テレビで歯科ネタが放映されたときは、歯科医院内での統一見解を作っておいたほうがよい。

て内容は把握しておきたいですよね。杉山歯科もこれに関してはみんなで見るようにしています。

齋藤　患者さんはけっこう真剣に見ているもので、「この前テレビで言ってたんですけど」なんて質問を受けることってけっこうあるんですよ。そんなときに「なんのことですか？」って対応したり、みんなの回答がバラバラだったりすると、患者さんとしても不安になると思うので、アンテナをつねに張って、できるだけ早くチェックして、意見をまとめるようにしています。

杉山　NHK『今日の健康』はチェックするといいですよ。全身疾患のことなどがコンパクトにまとめられていて、とても勉強になります。

トピック24
歯科衛生士の評価方法

●個々の歯科衛生士をしっかり評価していますか?

齋藤　「歯科衛生士にがんばってもらおう」というスローガンはいろいろなところから聞こえてきますが、「歯科衛生士の仕事を正しく評価する」ということについてはあまり話題にならないですよね。

河野　勤務している歯科衛生士がどれだけ歯科医院に貢献しているかを客観的に把握している歯科医院は、実はそんなに多くないですからね。

杉山　たとえば歯科医院全体の売り上げのなかで、歯科医師の売り上げは個別に集計していても、歯科衛生士については「まとめて集計しておわり」という話はよく聞きます。事業をするうえでの基本的なデータですら把握していない歯科医院で、どうやって個々の歯科衛生士の仕事を評価するのか、私には想像つきません。

川嶋　まさか院長の主観で評価している、というわけはないでしょう（笑）。

杉山　従来型診療の歯科医院でアシスタント主体の仕事をしている歯科衛生士ならば、あえて個々に仕事を評価する必要はないかもしれません。しかしヘルスケア型診療のように患者担当制のもとで仕事をしている歯科衛生士であれば、個々のスキルに大きな差が生じるはずなので、そこはしっかりと評価しなければならないと思います。

河野　正しい評価がなされない環境下で働くことって、苦痛でしかないと思うんですよね。もし自分がそんな立場だったらどうですか？　勤務している歯科医院が年功序列だったために、どんなに働いても、やる気のない患者受けの悪い先輩を越えられないとしたら、モチベーションは下がって当然です。

　初年度の評価はみんな同じでいいかもしれないけれど、三年もすれば実力に差が出てくるものなので、それに準じて個々の仕事を正しく評価すべきだと思います。

●河野流・歯科衛生士の評価法

河野　河野歯科では、必ず二つの項目を客観的に評価して、総合評価するようにしています。

一つめは、売り上げや担当患者数などの数値的なデータです。これらはレセコンを使えばすぐに集計できます。河野歯科では、配当患者数、治療が終了した患者数、メインテナンス来院患者数を集計して評価しています。

二つめは、歯科衛生士のスキルに関する質的なものです。技術的なスキルに関しては、再評価時のデータをチェックすれば容易に把握できます。資料をしっかり採取するヘルスケア型診療ならではの評価法ですね。

この二つを客観的かつ総合的に評価するには、新患配当を均一にする、ということがポイントになります。要はみんなの条件を同じにして公平に評価する、というわけです。条件をそろえると、たとえば一〇〇名配当して八〇人戻ってくる歯科衛生士と、二〇人しか戻ってこない歯科衛生士では、どちらが売り上げ面でもスキル面でも優れているかが一目瞭然になります。「無形なので評価しにくい」とされているコミュニケーションスキルも、患者さんが戻ってくる・戻ってこないという尺度で、客観的に評価することができます。

田中　なるほど。入口は一緒で、出口で評価する、ということですね。

齋藤　言わんとしていることはわかりますが、八〇人戻ってくる歯科衛生士は忙しいので、実際は新患配当がしにくくなる、ということはありませんか？

河野　たしかに、二〇人しか戻ってこない歯科衛生士はアポイントに余裕がありますから、八〇人戻る歯科衛生士よりも配当しやすいのは事実です。しかし二〇人しか戻ってこないということは、ザルで水をすくうがごとく患者さんが去るということですから、そんな歯科衛生士に多くの患者さんを配当するのは歯科医院にとって大きな損失になります。ですから多少無理をしてでも均等に配当して、八〇人戻る歯科衛生士は手厚く評価して、二〇人しか戻らない歯科衛生士にはがんばるようにと厳しい評価をするほうがいいと思います。このようにすると、できる歯科衛生士のやりがいを保つことができますし、評価の低い歯科衛生士にとっては「いつか八〇人キープできる歯科衛生士になるぞ」という強いモチベーションにもなるんです。

●客観的に仕事量を把握するためには、若干の工夫も必要になる

川嶋　河野先生のおっしゃるように、レセコンを使って個々の歯科衛生士の仕事量を把握しようと思ったんですが、一日に歯科医師一人しか登録できない仕様になっていて、最初はかなり手こずりました。

齋藤　「歯科医師と歯科衛生士を分けて入力できるようにしてほしい」とメーカーに相談したら、担当者から「そんなことしている歯科医院、見たことないです」って言われたことがありました。

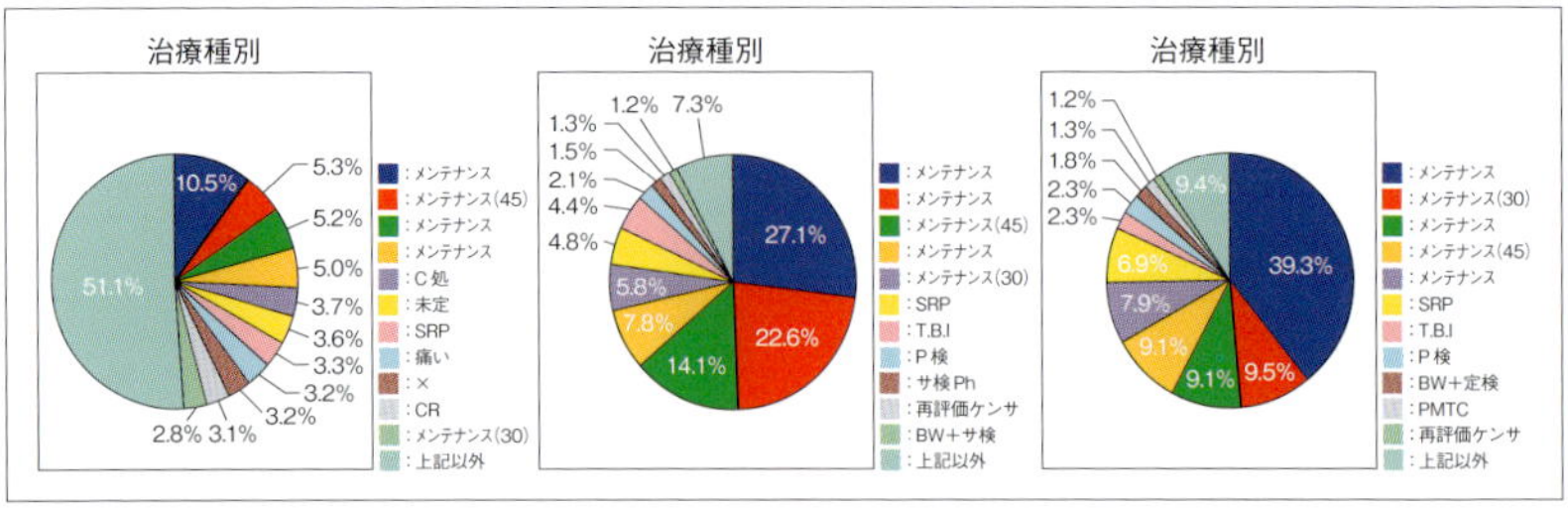

●DentNetにて集計した治療種別統計情報。全員（左）、歯科衛生士・安田（中）、歯科衛生士・笠原（右）の１年間（2010年度）のデータを示している。個々の歯科衛生士の診療内容や稼働状況が容易に把握できる。

田中　残念ながらヘルスケア型診療に対応しているレセコンは少ないようです。うちで使用しているレセコンには「診療医」という項目があって、そこに歯科衛生士を割り振って入力することで、疑似的に各自の仕事を客観的に把握できるようになりました。一日単位での集計は無理ですが、月単位では個々の仕事量の集計ができます。

河野　河野歯科もその方法で集計しています。ちょっとした工夫が必要なんですよね。

杉山　うちもレセコンメーカーの担当者に骨を折ってもらって、歯科衛生士の業務を集計できるように修正してもらいましたよ。けっこう大変な作業だったようですが、それをしてもらわないと公平に評価できないわけですから、がんばってもらいました。

川嶋　うちの場合は、自由診療はExcelで集計したほうが把握しやすいなぁ。

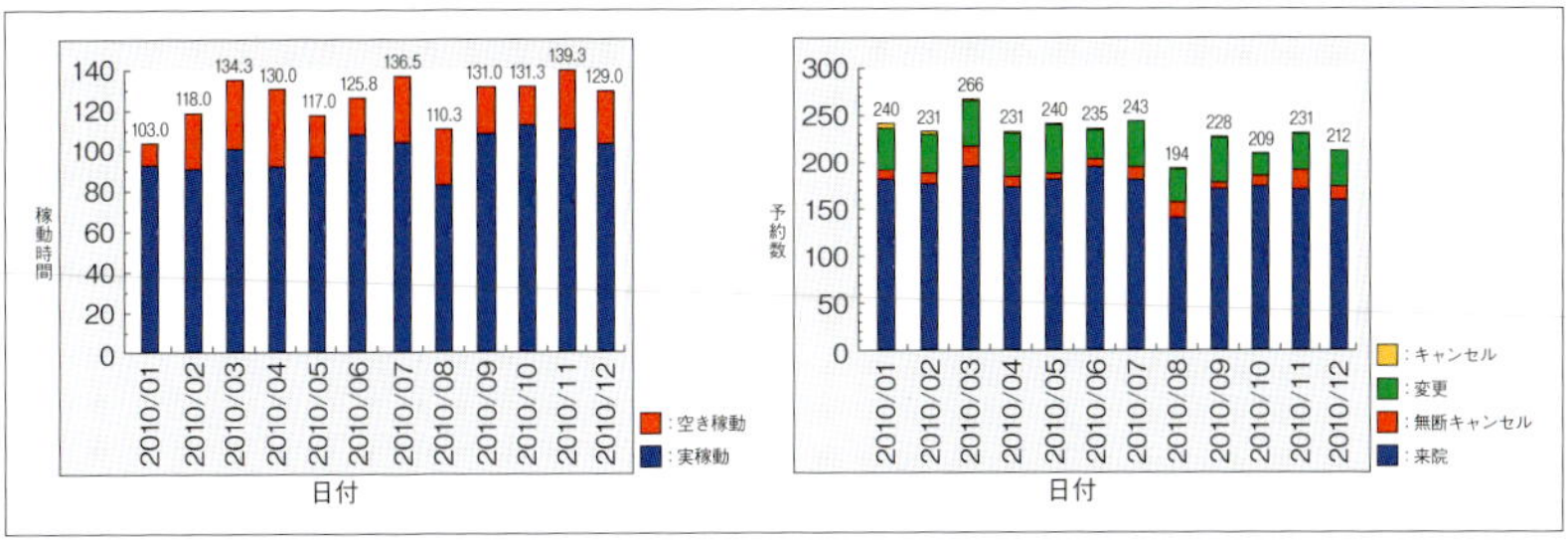

●DentNetにて集計した稼働率データ。左は稼働統計情報、右は予約数統計情報。売り上げのほかに、実働データを参考にしながら評価するとよい。DentNetではこういったデータ集計が容易に行える。（データ提供：田中歯科クリニック）

田中　客観的なデータが得られるならば、レセコンだろうがExcelだろうが、どんな方法でもいいと思いますよ。私はレセコンに加えて、DentNetでメインテナンスが何%、SRPが何%などの月ごとの診療割合や、稼働状況、予約状況、キャンセル状況などを集計していますが、けっこう便利ですよ。

杉山　個々の仕事を客観的に把握する・評価すると言っても、たとえば一人一台のチェアを使えるのか、三人で二台のチェアを共有するのか、などの歯科医院の環境や事情によって、一概に「こうすればいい」とは言えません。先ほどの河野先生の評価方法はとてもわかりやすいですが、歯科医院によっては他の方法や別のパラメーターのほうが評価しやすいかもしれない。自分の歯科医院ではどうすれば客観的に歯科衛生士の仕事を評価できるのか、考える必要がありますね。

トピック25
「スタッフを注意する」ときに注意すること

●「怒る」と「注意する」はまったく違う

河野　スタッフがなにか問題を起こしたとき、皆さんはどうやって注意していますか？けっこうカーッと怒り心頭になって、頭ごなしに「なにやっているんだ！」って怒ってしまう院長が多いみたいですね。

川嶋　あまり私はカーッとしないほうなので、頭ごなし、ということはないですが、たしかに院長がどなりまくる、という話はよく聞きます。

河野　かくいう私がそうだったんです。自分としてはよかれと思って熱心に怒っていたんですが、怒れば怒るほどチームワークが乱れてきたり、スタッフから私が総スカンをくらったりと、逆にうまくいかなくなる。そうすると、また余計にムカムカ来ちゃうんですよ。

杉山　河野先生、それはいけないパターンですよ。そもそも「怒る」はよくありません。なにかミスや問題が発生したときは「注意する」んです。

いろいろなところでよく言われる話ですが、けっこう歯科医院の常識って、世間一般の常識とかけ離れていることがありますよね。この「怒る」と「注意する」もその一つで、一般的なビジネスルールとしては当然のように「怒ってはいけない」ということになっています。なぜなら、生じた問題に対して二度とそういうことが起きないように注意することが大切で、スタッフのしつけをすることが目的じゃないからです。

河野　それに気がつくのに、三〇年ちかくかかりました（笑）

齋藤　大切なことは、問題解決につなげることですよね。院長が怒り心頭になっていると、話し合いにならなくなります。スタッフは萎縮しちゃうか、逆にスタッフもムカムカ来ちゃったりして、結局問題は先送りになる。

河野　本当にそのとおりです。それで少し前から、「なにやっているんだ！」という怒りの思いを押さえて、「どうしてそういうふうにしたの？」って聞くようにしてみたんです。するとそのスタッフはスタッフなりにいろいろ考えていて、私と視点がちょっと違うだけだったりすることがけっこうあるんですよね。そういうのを聞くと、「なんだそういうことか」と思えてきて怒りがスーッと消えていくというか、納得してシステムをちょっと変更することを考えるきっかけになったりもするんですよね。

齋藤先生のおっしゃるとおりで、「怒る」のは自分の主観を押しつけるだけで、話し合う余地はありません。一方「注意する」は、状況を把握して、「なんでそういうことになったのか」ということを話し合う余地があって、お互い改善策を検討し合うことができるんです。三〇年かかったけど、気がついてよかったですよ。

川嶋　僕も注意はするけど、怒りはしないなぁ。

田中　学生時代のバイトで、理不尽に怒鳴り散らす上司の下でこき使われて以来、「あんなふうにはならないぞ」ってずっと思っていますから、私も怒ることはないですね。

河野　なんだ、みんなできた人たちなんだなぁ(笑)

●注意のしかたの○と×

河野　私は、なにか問題が生じたときは、二つに分けて考えるようにしているんです。一つは、それが「患者さんに迷惑をかける、不利益になる、医院としてまずいことが起きる」つまり歯科医院のシステムに関わる問題と、もう一つはその人個人のスキ

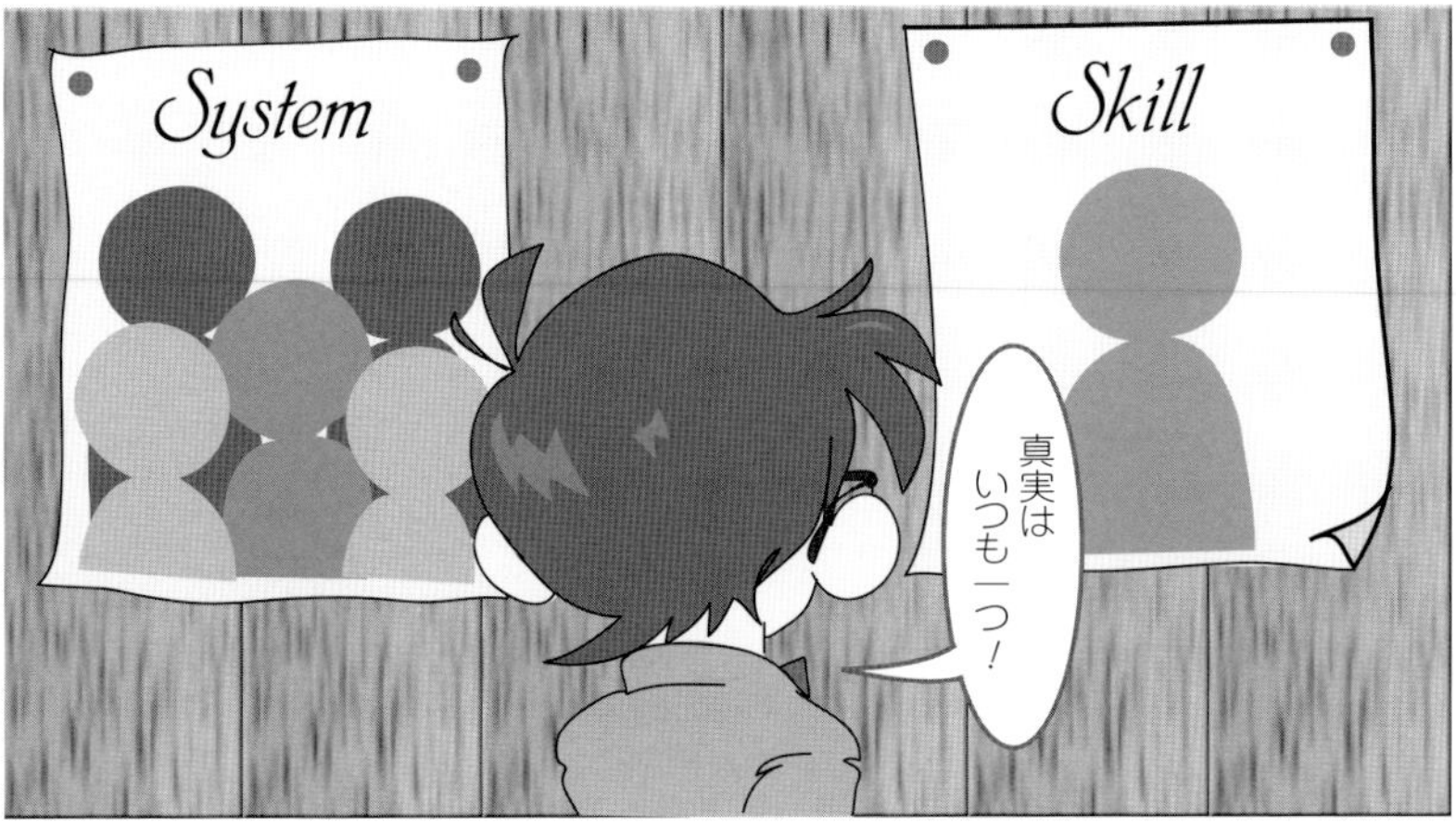

●問題は２つに分けて考える。

ルに起因する問題、です。起きた問題がこの二つのどちらなのか判断したうえで、注意のしかたを考える。

　歯科医院のシステムに関わる問題のときは、「医院の問題だから全員に知っておいてもらいたいし、みんなで注意しよう」ということで、全員に対して注意する。たとえばミーティングのときに、「先日○○さんがこういうことになって、これは今後こういう問題を引き起こす可能性があるから、みんなで対策を考えておきたい」というふうに、全体に向けて言うんです。これは○○さんを責めているわけではありません。

　一方個人のスキルに起因する問題のときは、全体ではなく、その人だけに言うようにしています。

杉山　私も河野先生と同じ考えでやっていますが、さらに二つほどいつも意識していることがあります。

まず注意するタイミング。基本的に、気がついたときにすぐに注意することが鉄則です。後日だとお互い忘れちゃうんですよね。いちばん避けたいのは、後回しを繰り返して、後日まとめて大爆発。蒸し返すのは最悪です。システムに関わるようなときはミーティング時に話こともありますが、明らかにそのスタッフ個人に関係する問題のときは、その日のうちに別室に呼ぶようにしています。

もう一つは、「わかってやっているのかどうか」です。それによって、注意する内容もしかたもだいぶ変わってきます。たとえば、受付が非常に混んでいるときは、カルテを戻す際も付箋にメモをするとかして、受付の負担を増やさないようにするという気遣いとか欲しいじゃないですか。以前ある歯科衛生士が、忙しそうにしている受付に「ちょっと話聞いて」と声をかけて、いろいろ説明していたんですね。それを見たとき、この話を持ちかけた歯科衛生士の姿勢はちょっとマズイと思いまして、呼び出して注意しました。「受付がドタバタしている状況に気がつかなかったの?」って聞くと、ハッと気がついたようで、すぐ反省してくれましたから、それでおわりです。でももし気づいていなかったとしたら、自分のことだけじゃなく

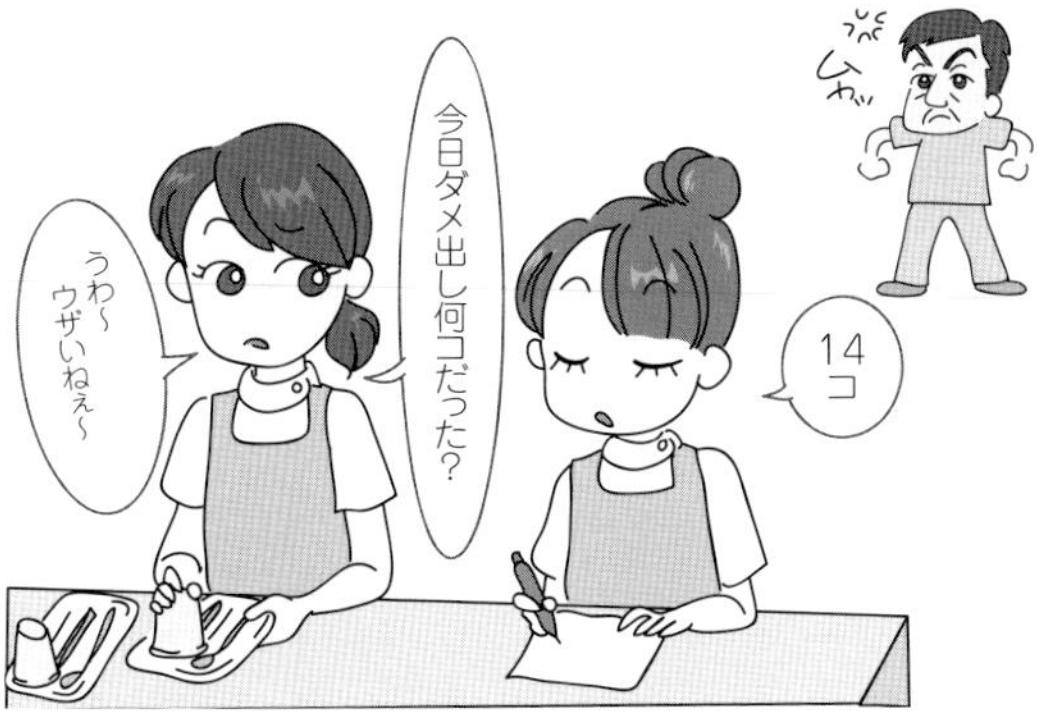
ムカッ
今日ダメ出し何コだった?
14コ
うわ〜
ウザいねぇ〜

●「あれもこれもそれもダメ！」じゃ伝わらない。

てまわりにも気遣いをするようにと、もう少し話をしたかもしれません。

齋藤　杉山先生の今の二つは、具体性を持って注意する、ということでもありますね。

杉山　まさにそうです。「いつも間違いばかりして！」「え、私、なにか間違っているんですか？」じゃ、なにも解決しないですからね。

田中　あとは、そこで注意したことを引っ張らないことですね。後々までグチグチ言うようなことをすると、「また始まった」となって、注意されるほうもドン引き、嫌な気持ちになります。事実関係だけをしっかり確認して、対策講じてそれで終わり、というふうにしたほうがいいですよね。

トピック26

あなたの歯科医院にマッチしたスタッフの求人&採用法

●学校も就職情報誌もあてにならない時代

川嶋　歯科衛生士の募集方法というと、歯科衛生士学校への求人、就職情報誌への出稿、インターネットなどがありますが、皆さんはどんな方法で求人していますか?

齋藤　歯科衛生士学校には毎年求人を出しますが、「力にならず申し訳ありません」という手紙が毎年届きます。その連絡に「倍率は○倍でした」なんて書いてあるのを見ると、厳しいんだな、と思いますよ。

河野　たしかに学校に出しても、以前ほど反応はないですね。

川嶋　最近は単に求人票を出すだけでは駄目で、歯科医院のPRをするようなプラスαの情報をつけるといい、とよく聞きますけれど、そういうのを使っても駄目ですか？

齋藤　PR情報をつけて出していますけれど、効果はどうなんでしょうね。私も一二万円くらいかけてチラシを作って学校に送っているんですが、学校側が「すみません、出し忘れていました」なんてこともけっこうあって、「それじゃ意味ないじゃん」ってがっかりしたばかりです。

河野　就職情報誌とかは使ってる？

杉山　就職情報誌って、大都市圏じゃないと効果がないような感じがします。

河野　そんな感じするよね。河野歯科も一五～一六年前はしょっちゅう募集が必要だったのでよく出稿していたけれど、電話がかかってきたことは皆無だった。

齋藤　代理店に「毎度ありがとうございます」なんて言われると、がっくりきますよね。

川嶋　いろいろやってみて思うんですが、今はホームページがいちばん有効じゃないかなって、思っています。

齋藤　求人専用のホームページを出したりしているんですか？

川嶋　特別なことはなにもしていません。患者さん向けのホームページしか用意していないですよ。載せているのは、歯科医院のフィロソフィー、歯科医院の雰囲気、治療内容などごく当たり前のことだけです。強いてあげるとすれば、患者さんが「この歯科医院にかかりたい」と思ってもらえるように気を遣っていることと、「この歯科医院で一緒に働きませんか？」と入れることくらいですね。

私は「患者さんが通いたくなるような歯科医院であれば、歯科衛生士も勤めたいと思うはず」と考えてこうしているんですが、実際これまで採用した歯科衛生士全員が「ホームページ見て、ここで働きたいと思ったから来ました」と言っていましたから、すごい効果があるんじゃないかと思っています。

田中　たしかにホームページはみんな見ていますね。ここ二年くらいのうちで二〇人以上面接しましたが、全員ホームページを見てから来たそうです。

齋藤　え、二年間で二〇人以上も面接したんですか？　それはどうやって？

田中　杉山先生に教わった、本当にすばらしい求人方法があるんですよ。

●相手のハードルを下げるような求人をする

齋藤　杉山先生、そのすばらしい求人方法をぜひ教えてください。

杉山　新聞の折込チラシに「杉山歯科に見学に来ませんか？　履歴書不要です」と出して、一〇日間くらい見学期間を提示しているだけです。今の歯科衛生士の大半が、このやりかたで見学に来て、後に採用した者ばかりですよ。

なぜこうしたかというと、「勤務時間〇時〜〇時、給料いくら、履歴書持参」だ

正 パ 歯科衛生士

予防歯科医療チームに加わりませんか
歯科衛生士募集 見学・説明会のご案内

田中歯科では、予防をベースにした診療を行っております。今回歯科衛生士（常勤・パートどちらでも可）を募集することになりましたので、見学・説明会を実施いたします。学び続ける意欲と2年以上の臨床経験があれば年齢は問いません。一生続けられる歯科衛生士本来の業務に興味のある方は、どうぞお気軽にお問い合わせ下さい。

見学・説明会▶**6月25日（月）、27日（水）、30日（土）**　※この日程・時間が無理な方は遠慮無くご相談下さい。
時間▶**午前10時から12時30分**
勤務時間▶早番8:30～12:30・14:20～18:00　遅番 10:00～12:30・14:20～19:30
※交替制（遅番は週2回、土曜日は全員早番）
給与▶当院規定によります（例：2年勤務で21.5万円などですが、前職も参考にします。歩合制の選択もできます。）
休日▶完全週休2日制（日・木又は祝日）、夏季、年末年始（各1週間程度）
待遇▶昇給年1回、賞与年2回、社保完備、退職金制度、研修制度
現在の設備・スタッフ▶個室診療室6部屋（うち歯科衛生士専用3部屋）、研修室、歯科医師2名、歯科衛生士5名、助手・受付5名
お問い合わせ、お申し込み方法▶電話にて見学日の予約をして下さい。見学・説明会後に希望があれば改めて面接に応募していただきます。
入社日もご相談に応じます。★ホームページURL http://tanakadc.com/
見学・説明会は履歴書など不要です。お気軽にお申し込みください。

埼玉高速鉄道東川口駅徒歩2分
JR武蔵野線東川口駅徒歩3分
田中歯科クリニック　川口市東川口3-3-40　☎048-297-1500

●杉山歯科を参考に、田中歯科が出した求人広告。

けしか求人票に載っていない、どんな歯科医院だかさっぱりわからないところなんかに、個人情報がたっぷり詰まった履歴書を持っていくなんて、きっと怖いだろうなぁって思ったからなんですね。一般企業だって、まず会社説明会があって、そのあとに学生がエントリーするのが普通ですよ。

怖い先生だったらイヤだな、イジワルな先輩がいたらイヤだなって、だれもが不安を抱くものです。ならば、そんな相手が抱くハードルをできるだけ下げてあげるほうがいいに決まっています。見学してもらって、「もし興味がわいたら面接の予約を取ってくださいね」のようにしたほうが、相手としても気楽でしょう。

齋藤　なるほど。一般企業では「見てから考える」というワンクッションがあるのに、歯科医院の場合って、そういう習慣がないですね。

田中　従来型の求人広告を出していたときは、電話がかかってくることはほとんどありませんでした。でも杉山先生にこの方法を教わってからは、毎回三～四人は電話がかかってきます。

新聞の折込チラシって、地域限定で一日限りしか配布されないものです。そして反応がないのが当たりまえで、一件でも電話がかかってくればいいほうです。しかし杉山式は「反応がなかったことがない」んです。これまで三回ほど出しましたが、出すたびに「杉山先生に助けてもらっているなぁ」って実感しますよ。

齋藤　自分がその立場だったら、たしかに従来型の求人には履歴書を持って行きにくいですね。いい話を聞きました。

●ホームページや歯科医院見学は、採用時のスクリーニングにも活きてくる

川嶋　最近の若い人はパソコンよりも携帯電話のほうが使う頻度が高い、という話をよく聞きますが、私はあえてパソコンのホームページにこだわってやっているんです。というのは、私たちの仕事って、けっこうパソコン操作が求められるじゃないですか。たとえば、携帯サイトを見てきた人のパソコンスキルは未知数ですけれど、パ

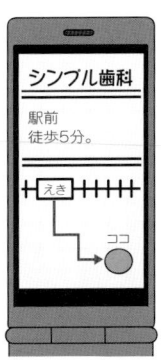

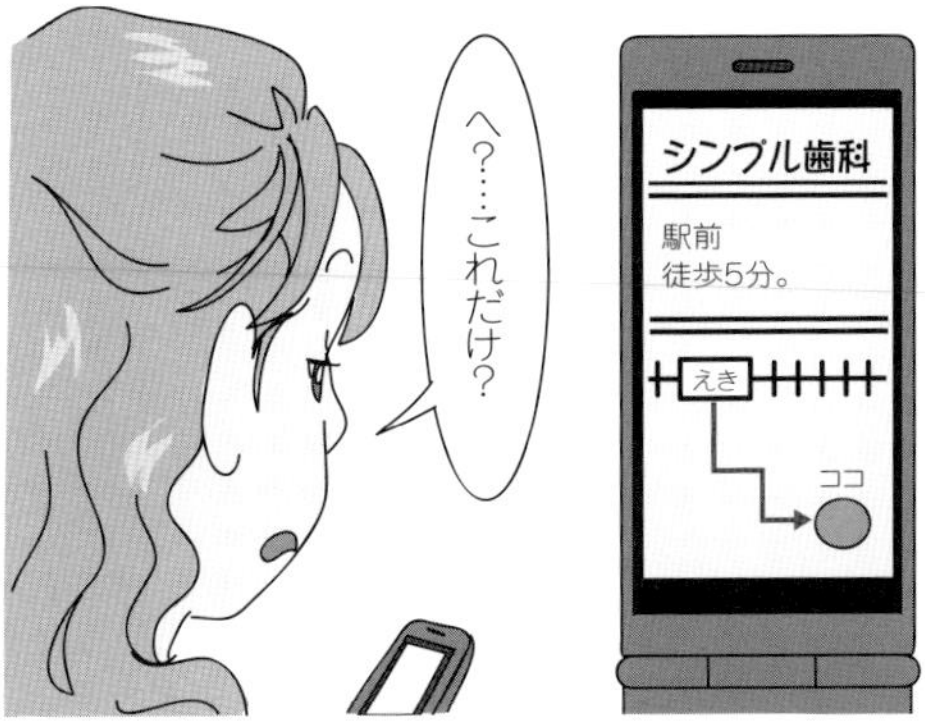

●パソコンのホームページと携帯サイトでは、情報量に大きな差がある。

ソコンのホームページを見てきた人はパソコン操作に抵抗がないと思うんです。

それに、携帯サイトでは微々たる情報くらいしか載せられませんが、パソコンのホームページではフィロソフィーを存分に載せることができます。それを読んで川嶋歯科に興味を持ってもらったほうが、話が早いんです。

せっかく求人して採用するわけですから、自分たちと一緒に仕事ができる人材に来てもらいたいですよね。やはり双方のマッチングこそが永続性につながると思いますから、ホームページ一つとってもスクリーニングの道具になると思うんです。

杉山　杉山歯科の見学会は毎回二時間くらいで、はじめとおわりに私が少しあいさつしますが、二〇分くらい歯科衛生士に「杉山歯科はこんな歯科医院」「目指している歯科医療はこんなこと」

みたいなことを、雑談のような感じで話してもらっているんですね。相手からすれば杉山歯科のことを詳しく知ることができて、合わないと感じたらそれで終わりでいいわけです。私たちからすれば、関心があったり理解を示してくれた人がそのあとに履歴書を持って面接に来るわけですから、最初の段階はすでにクリアしている。こういうやりかたのほうが、お互いにとって楽じゃないかな、って思いますね。

齋藤　やっぱりある程度、最初の段階でのすり合わせが必要なんですよね。

求人を出したときって、一件でも問い合わせ電話がかかってくると一日がすごくハッピーになるんです。だって電話がかかってくること自体がまれなんですから。そして面接なんてしようものなら、すごくひいき目に見ちゃって、ちょっと問題アリかな？と思っても「なんとかなる！」なんて根拠のない思い込みを抱いちゃったり……。でも実際は、なんとかなんてならないんですよね。「予防がしたいです！」と言ってきても、単純にPMTCしてフッ化物塗布しておわり、という程度にしかその人が考えていなかったりすると、いざ採用後に口腔内写真を撮る、六点法でプロービングするなんて聞いたら「そんなことできません！」なんて言ってパッて辞めちゃう。臨床しながら教えていけばなんとかなる、なんて幻想以外のなにものでもありません。

見学などの段階で、ある程度のすり合わせができていないと、あとで本当に苦労

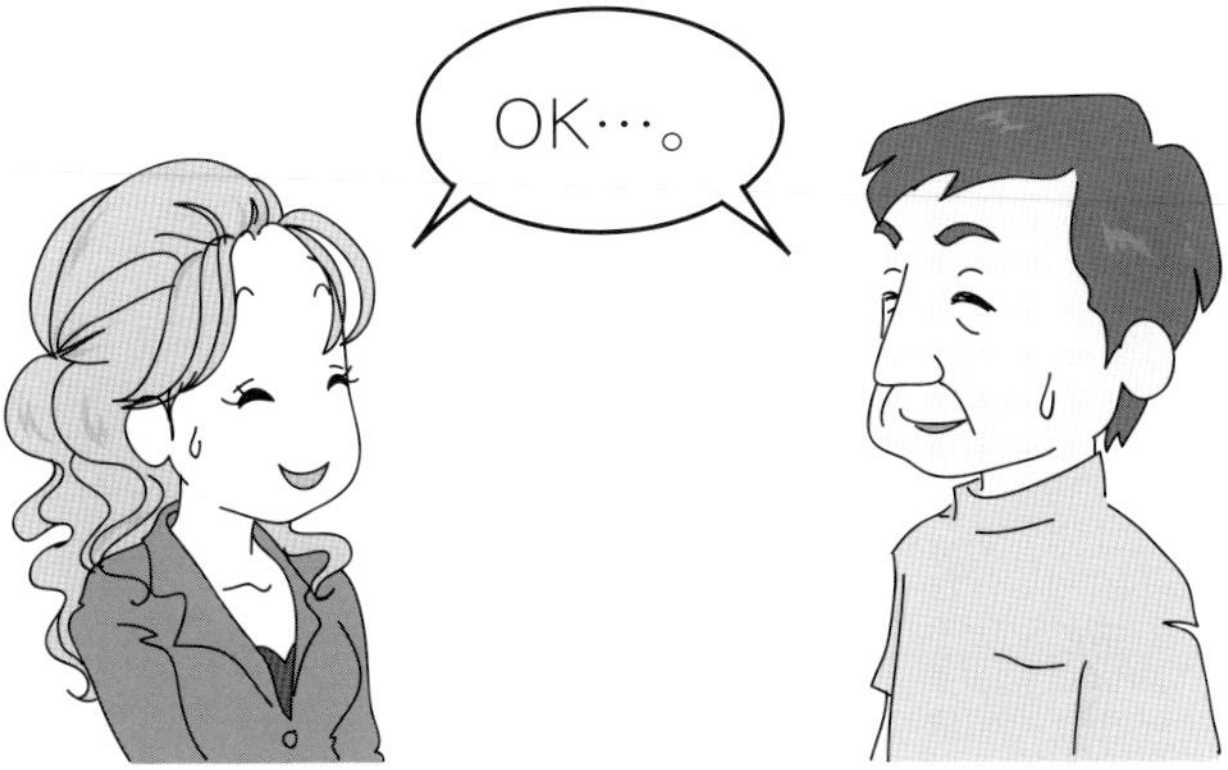

●お互いが「とりあえずＯＫ！」って言っているだけかもしれない。

するということを、私は何度も経験しました。それに、すり合わせが十分でないと、求人に応じてくれた人に対しても申し訳ないですよね。

田中　「溺れる者は藁をもつかむ」のはしょうがないです。求人してもなかなか人が来ないのは当たりまえ、やってきてもそう簡単にマッチングするわけではありません。だからこそ、ちょっとした工夫をして、いい出会いのチャンスを作ろう、ということなんですから。

●面接は「院長＋歯科衛生士」で行うとよい

齋藤　では、求人をして、なんとか面接するまで到達しました。そこで皆さんに質問なんですが、採用するときはどういうことを気にされていますか？

田中　私は、「院長一人だけで採用を決定しない」ということですね。田中歯科の面接は、スタッフ面接と院長面接の二回やっているんです。それでいくら私が「この人はいいぞ」と思っても、スタッフがNGを出したら、採用はしないことになっています。

川嶋　川嶋歯科も同じで、私とスタッフの面接を二回してから決定します。むしろうちは、私の意見よりもスタッフの意見のほうが優先されることのほうが多いですよ。

河野　どうしてスタッフにも面接させるの？

田中　やっぱり「一緒に働く仲間」だからですよね。私の視点だけで判断するのではなく、スタッフが相手をどう思うのかということが、チームの永続性に大きく関係していると思うんです。以前、スタッフの意見を聞かずに私の独断で採用したことがあったんですが、なんかガチャガチャしてうまくいかないことがありました。原因を突き詰めてみると、面接時にスタッフから「ちょっとここら辺が不安」と言っていたことと見事合致したんですよ。やっぱり自分の視点だけでは見えないものがあるんだな、って思いましたね。また、スタッフもOKを出して採用を決めたんだから、教育する責任をスタッフもしっかり持つようになります。

　いま田中歯科は非常に安定しているんですが、けっこうこれが効いているからだろうって思います。

川嶋　はっきりいえば、たとえば卒後間もない歯科衛生士に、私が仕事のことをいろいろ

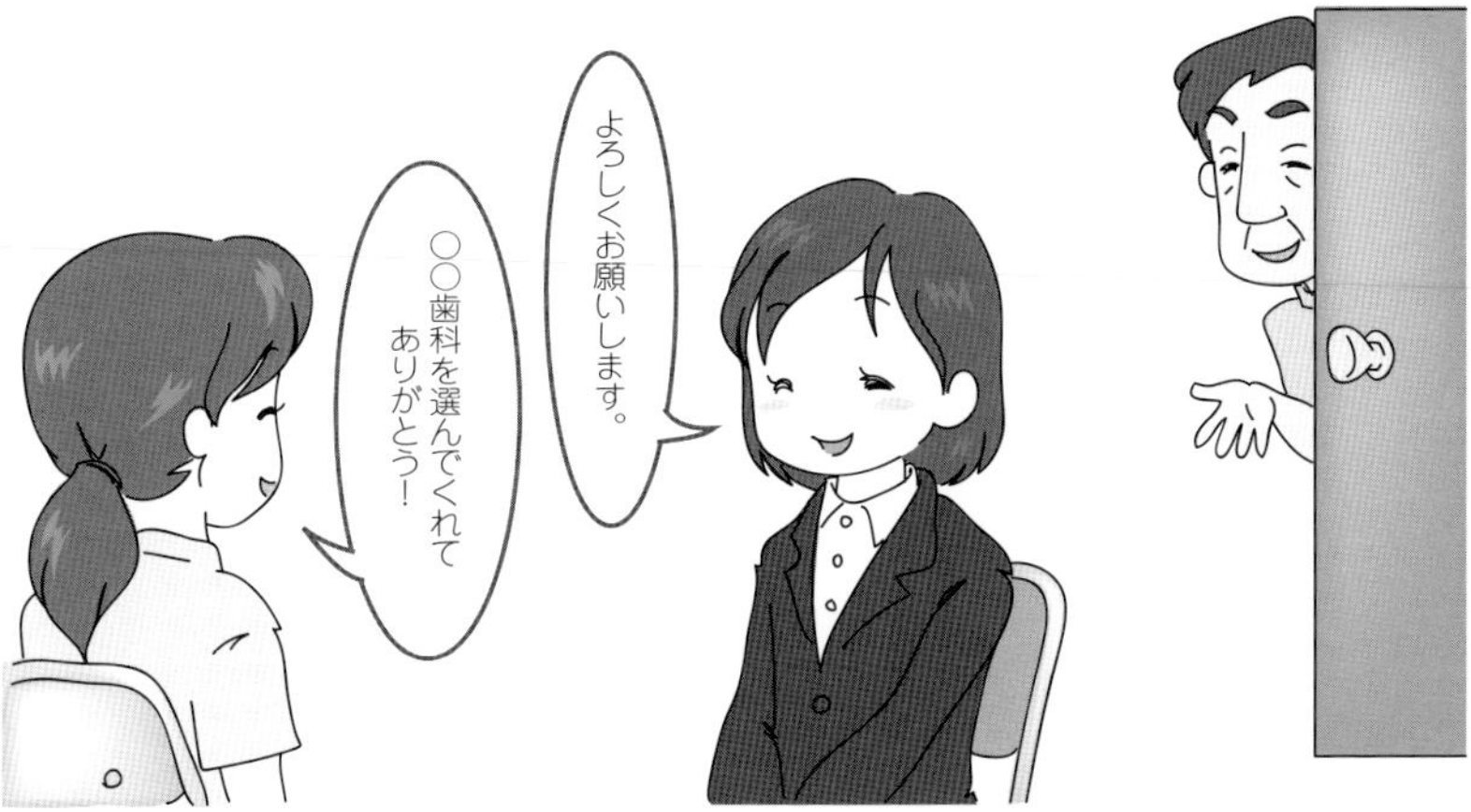
よろしくお願いします。
○○歯科を選んでくれてありがとう!

●あとは若い者同士で。オホホホホ……。

聞いたり話しても、なにもわからないで当然なんです。それよりも、既存のスタッフとフィーリングが合うかどうかのほうがずっと大切。「この人と一緒にやっていけるか」ただそれだけなんですが、これがすごく大事。

田中　そうですね。スタッフの面接といっても、「休みの日はどうしているの?」とか、実にたわいのないことばかり話しています。でもそういった会話のなかから、スタッフは肌感覚で相性をリサーチするんです。スタッフの第一印象って、かなり正確だなぁってしょっちゅう思いますよ。

齋藤　なるほど〜。皆さん工夫されれているんですね。

トピック27

あなたの歯科医院は、産休・育休を取れる歯科医院か？

●患者さんは担当歯科衛生士の復帰を待ち望んでいる

河野　河野歯科では産休・育休を経て復帰した歯科衛生士が何名かいますが、皆さんの歯科医院ではどうですか？

杉山　ちょうどいま、育休からの復帰に向けて準備に入っている歯科衛生士がいます。一〇年間常勤で働いていたのですが、復帰後はパート勤務になる予定です。

齋藤　さいとう歯科もいま一人産休中です。歯科衛生士が長く勤務するようになると、こういったライフイベントも身近なことになりますね。

杉山　産休・育休を取得する歯科衛生士が出てくると、「メインテナンスに来院している患者さんは、歯科医院ではなくて、自分を担当している歯科衛生士のところに帰ってくるんだ」って思うことがありませんか？　産休に入る歯科衛生士に、患者さんから「落ちついたら帰ってくるんでしょ」「辞めないでね」なんて声がかかっているのを見ると、この歯科衛生士は本当に患者さんと一緒にがんばってきたんだなって、しみじみ思います。患者さん同様、私としてもぜひ帰ってきてほしいって、本気で思いますよね。

齋藤　担当歯科衛生士の存在が、患者さんのメインテナンス来院意欲にもつながっている、ということですね。

川嶋　これは本当に大きいと思いますよ。以前川嶋歯科で歯科衛生士が離職したとき、今日は○○が担当、次回は□□が担当……のように、適当に患者さんを割り振ったことがあったんですね。そうしたらじわじわと患者さんの来院が途絶え、メインテナンス患者が減ったことがありました。やっぱり歯科医療は、技術だけじゃなくて「人とのお付き合い」も無視できないな、って思いましたね。

田中　それは来院意欲としてはとても大きいですよ。後任者がどんなに一生懸命やっても、「復職されたら、また前の人に戻してほしい」と患者さんから言われることがよくありますし、そのまま来院が途絶えることもありますから。これは後任者の技

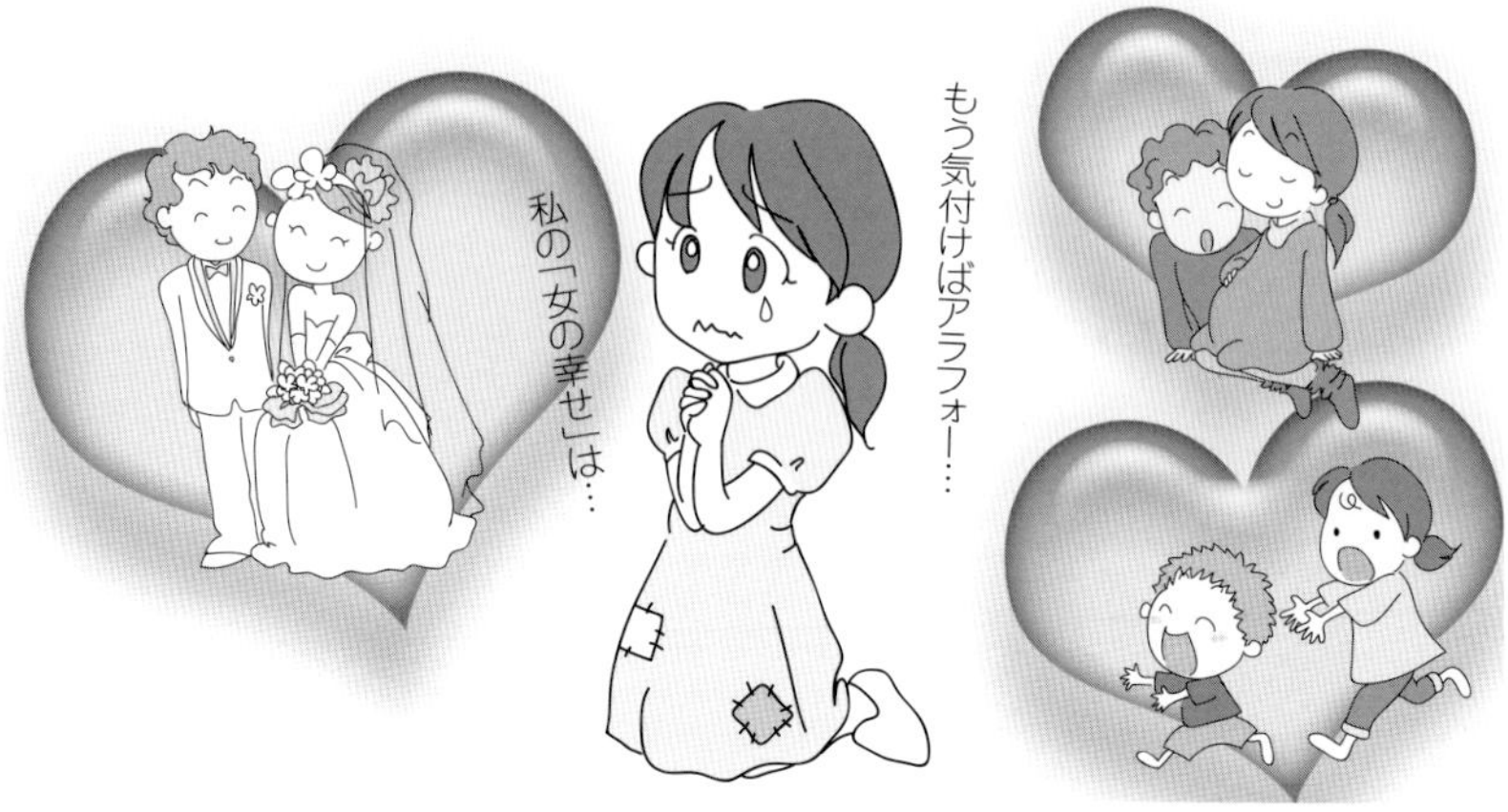

●こんな環境じゃ、子育てどころか、結婚すらままならないわ……。

術云々ではなくて、やはり患者さんと担当者のつながりというものが大きいということの表れでしょうね。

河野　こういう話を聞いていると、やっぱり歯科衛生士にはぜひ復職してほしいですよね。復職してもらわないと、患者さんにとっても歯科医院にとっても大きなマイナスになってしまいますから。

しかし、なかなか復職できる、いや復帰したくなるような環境に多くの歯科医院はまだまだなっていないようです。先日もある歯科衛生士から「有給なんて絶対取れないから、子どもができたら辞めざるを得ない」なんて話を聞くと、もったいなくて残念でしょうがない。これは歯科衛生士・患者さん・

歯科医院すべての損失以外のなにものでもありません。

一般的には、復職したい・復職を支援したいという風潮に社会全体が向かっていますよね。きっと歯科衛生士も、誰もがそう思っているんじゃないでしょうか。ならば、歯科医院としても安心して産休・育休が取れる体制、復職できるような環境をつくることが必要だと思います。

個々の歯科医院によって規模や事情が異なるので一概にはこうすればよいとは言えませんが、たとえば有給をちゃんと取得できるようにするとか、残業にならないようにするとか、そういった基本的なことをしっかり整えるだけでも、子育てするうえでは大きなメリットになります。「子育てしながらでもちゃんと働ける歯科医院」というものを、多くの歯科医院で検討して欲しいと思いますね。

●残されたスタッフに過度な負担を課してはならない

杉山　産休・育休が取得しやすい、復職しやすい歯科医院環境というと、河野先生のおっしゃる要素のほかにも、「職場や同僚の理解がある」というのもありますよね。

河野　たしかにそれは大きいと思います。復帰できる環境があっても、「あなたがいないあいだ、すごく大変だったんだからね」なんて他のスタッフが殺気立っていたら、戻りたくても戻れない。当然のことながら、残されるスタッフへの配慮もしっかり考えないといけないですよ。

齋藤　復帰しても、子どもが熱を出したりして休まなければならないことって多いじゃないですか。一度子育てを経験するとそういうことはある程度想像つきますが、若いスタッフからすると「子どもがあんなにしょっちゅう熱を出すなんて」と、ちょっと不満を感じることもあるようなんです。「復帰してもしなくても、私たちの負担は変わらないじゃないか」みたいに思っているのかもしれません。若いスタッフがポロリと愚痴ったのを聞いたとき、もうちょっと残されたスタッフのサポートをしておけばよかったと反省しましたね。

河野　たしかに一人休職すれば、その分の仕事は他のスタッフにお願いするしかありません。問題は、それがどの程度の負荷になるか、です。残されたスタッフがみんなヒーヒーいうような過剰な負荷にならないように采配するのが、院長の仕事ですよ。

ではどうしたらいいか。まず一つは、たとえ一人産休に入ったとしても、その人の仕事をうまく吸収できるようなメンバー構成にあらかじめしておく。これは産休・育休を想定してというわけではなく、日常の病気休みや有給でも動じない歯科医院をつくるうえで欠かせません。それでもなお負担が増えそうだというときには、河野歯科ではチェア一台分のアポイントを閉じることにしています。

実はちょうどいま一人歯科衛生士が育休中なんですが、いまの体制ならば歯科衛

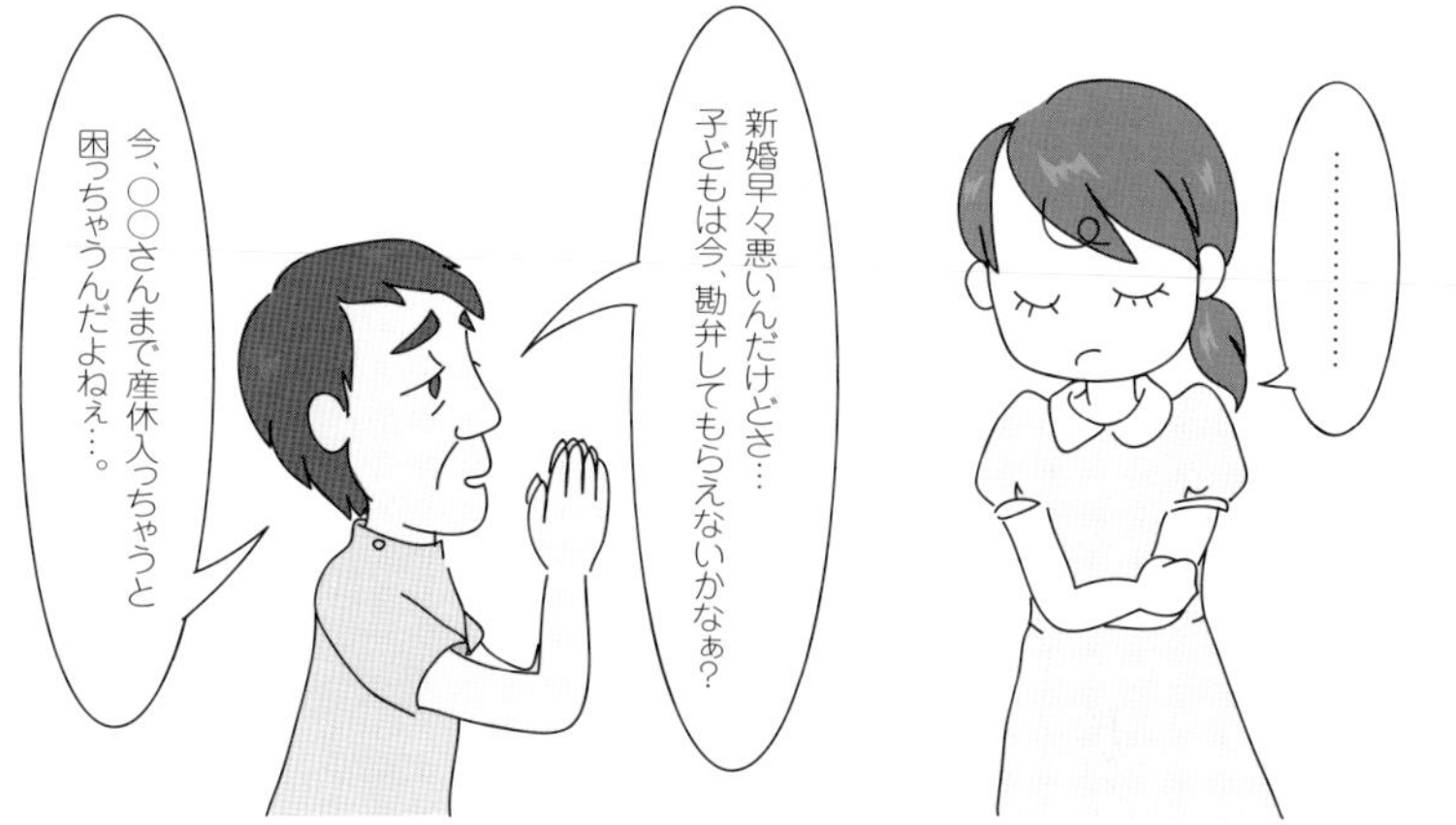
…………
新婚早々悪いんだけどさ…
子どもは今、勘弁してもらえないかなぁ？
今、○○さんまで産休入っちゃうと
困っちゃうんだよねぇ…。

●「たのむ、子どもだけは勘弁してくれ」なんて口が裂けても言っちゃいけない。

生士一人分の仕事はそんなに負担が増えない範囲でなんとか吸収できています。しかし一人有給を取ると、二人分の仕事まではさすがに吸収しきれません。こういうときは即一台チェアを閉めて、残された歯科衛生士だけでちゃんと回せるように調整するしかない。こうでもしないと他の歯科衛生士が手一杯になって、結局患者さんにも迷惑がかかってしまいますからね。

田中　田中歯科も、いますぐに産休・育休を取得しなければいけなくなったとしても、何とかやっていけるような体制にはしています。ただ二人同時に産休取得となると……ちょっとつらいかな。

河野　「いま一人産休中だから、復帰するまで誰も子どもは作らないように」なん歯科衛生士のナマ声・聞いてみました「産休・育休・復職」

産休→育休→復職への道のりが、歯科衛生士力アップにつながる！

　私はまだ経験がないのですが、私の抱く「産休･育休･復職」のイメージは、「より患者さんに貢献できる歯科衛生士になれる」という感じで、とても大切な経験の１つだと思っています。

　出産し、育児を経験して働く先輩歯科衛生士が、患者さんとの会話のなかで“共感”しながら、“安心感”を与えているのを見て、経験の重みを感じました。勉強では得られないことですから、実体験から患者さんにアドバイスできるなんて、本当にうらやましいことだなぁって心から思います。「つわり」とか不安要素はたしかにありますが、それさえも、患者さんの気持ちに寄り添える、大切な出来事だととらえています。こんなふうに自分の人生の経験までも活かしていける歯科衛生士の仕事って、本当に素敵だなって思います。

（田中歯科クリニック・柳　妙子）

て言えませんから（笑）。スタッフの人生であって、歯科医院の都合でどうこうなるわけではありません。

　私は、ここをうまく乗り切れば、残されたスタッフにとってもいい影響が絶対にあると思うんです。先輩が産休に入るまでの過程、産休中の歯科医院の雰囲気、復帰したときのようすを見て、「こんなふうに復帰できるなら、私のときも安心して産休を取ることができる」って思ってもらいたいじゃないですか。

　スタッフあってのヘルスケア型診療ですから、スタッフが存分に仕事ができる、長く仕事ができるような環境をつくることが、やっぱり大切なんだと思います。

歯科衛生士のナマ声・聞いてみました**「産休・育休・復職」**

私の産休〜復職の経験を、他のスタッフへのサポートに活かすことが、助けてくれたみんなへの恩返しです！

１年半の産休・育休から復帰して感じたことは、歯科衛生士から完全に離れたことによる、感覚のズレでした。子育てにすべて集中してしまうことで、それまで当たり前のようにやっていた業務内容ですら、私はすっかり忘れてしまいました。場合によっては、復職に向けて勉強しなおす必要があるかもしれません。

また、もっと引き継ぎをていねいにしておくべきだったと反省しています。サブカルテはしっかり記載していましたが、患者さんの雰囲気は文字だけでは表わせないものがあります。サブカルテを“読み伝える”時間を作ったほうが、引き継ぐスタッフへの負担をもっと減らせたかも、と思います。

ほかにも、体験したからこそわかったことがたくさんありました。この経験を活かし、スタッフが産休〜復職で悩んでいたら、精一杯助けてあげたいと心から思います。

（さいとう歯科・平林有理）

『復帰後に悩みそうなこと』を先回りして解決してくれた院長、本当にありがとうございました

私が順調に復職できたのは、院長の配慮があったからだと思います。

たとえば、私は復帰後も担当を持ちたいと希望していましたが、そのためには週何日働けば、歯科医院にも患者さんにも迷惑をかけずに子育てと両立できるのかわかりませんでした。そんな私に院長は「週１日でも大丈夫。時間が合う患者さんを引き継いでいければいいから」と、復帰後の年収の試算とともにアドバイスをくれました。これは産休に入る私にとって、とても安心することばでした。また子どもを預かってくれる母親の希望を院長が聞いてくれたり、復職する３ヵ月前から「子どもを預ける練習も兼ねて、週１日くらいならし運転で少し顔を出さない？」なんて提案もしてくれました。

このように院長は、復帰しやすい環境を作ってくれました。ゆえに「復帰したい」と強く思いましたし、復帰できて本当によかったと感謝もしています。（杉山歯科医院・雑賀香里）

トピック28

スタッフのおめでた・産休時に陥りがちな落とし穴

●産休まで順調に行くとは限らない

川嶋　スタッフが産休や育休に入るまでのあいだ、歯科医院としてなにか注意しておくべきことはありますか？

田中　まず言えることは、「予定どおりにはことは進まない」ということですね。たとえばつわりがひどくて勤務続行不可能、即退職、ということも起こりえます。

杉山　うちでも経験あります。産休や育休は突然辞めるわけではなく、前もって申告してくるものなので、準備期間はいくらでもあると思っていました。しかし、ある歯科衛生士がつわりで急に勤務できなくなったことを経験してから、妊娠は甘く考えてはいけない、予定どおりにはまったく進まないと思うようになりました。

田中　不測の事態の発生、ですよね。こういうものは急に起きるもので、田中歯科でも突然朝「すみません、今日からしばらく休ませてください」と歯科衛生士から連絡があったことがありました。スタッフから「おめでた」が報告されたら、こういったことがいつ起きても大丈夫なように心の準備はしておいたほうがいいでしょう。

歯科衛生士から「休ませてください」の連絡が入ったときは、正直なところけっこう慌てました。絶対に避けなければならないのは、患者さんが来院したのに診ることができないことです。当日にアポイントを変更してもらうわけにもいきませんし、患者さんはメインテナンスしてくれると思って来院するわけですから、不安を感じさせることはしたくありません。ですから、時間の許すかぎり私が事情を説明して、「今日のメインテナンスは○○が担当します」と後任者を紹介していきました。全歯科衛生士のアポイントが埋まっている時間帯もありましたから、そういうときは私自身がメインテナンスしましたね。翌日以降については、前もって患者さんに電話をして、「こういう状況なので、次回のアポイントは別のものが担当しますので、よろしくお願いします」と事情を説明しました。場合によってはアポイントの変更をお願いしなければならないこともありました。

私も「まだまだ十分な移行時間がある」と思っていましたので、まさに寝耳に水でしたが、患者さんにも他の歯科衛生士にも最小の負荷で乗り切るように采配するのが院長の責務ですから、もう無心で駆け抜けた、という感じでしたね。

●歯科衛生士カルテは、引き継ぎ時のキーになる

河野　うちでは、引き継ぎがうまくいかなかった、ということがありました。前任者と後任者でやることが違っていたんですね。

河野歯科では基本的なメインテナンスプログラムは決まっていて、そんなに歯科衛生士間で大きな差が生じるようなことはないはずなんです。しかし患者さんから、「あなたは痛いからやめて！」と後任者にクレームがあった。クレームがあったからには原因を追求しなければなりませんから、患者さんに具体的に聞いてみると、前任者はけっこうオリジナルのやりかたでメインテナンスしていたんですね。たとえば「痛がりの患者さんだから、歯肉縁下には超音波スケーラーもハンドスケーラーも使用しないで、タフトブラシを使用する」とか。前任者からすると、よかれと思ってやっていたことなんですが、それがどこにも記録として残されていなかったんです。それゆえ後任者は、従来どおりのメインテナンスプログラムに則ってしっかりやったにもかかわらず「痛い！」とクレームを受けた。

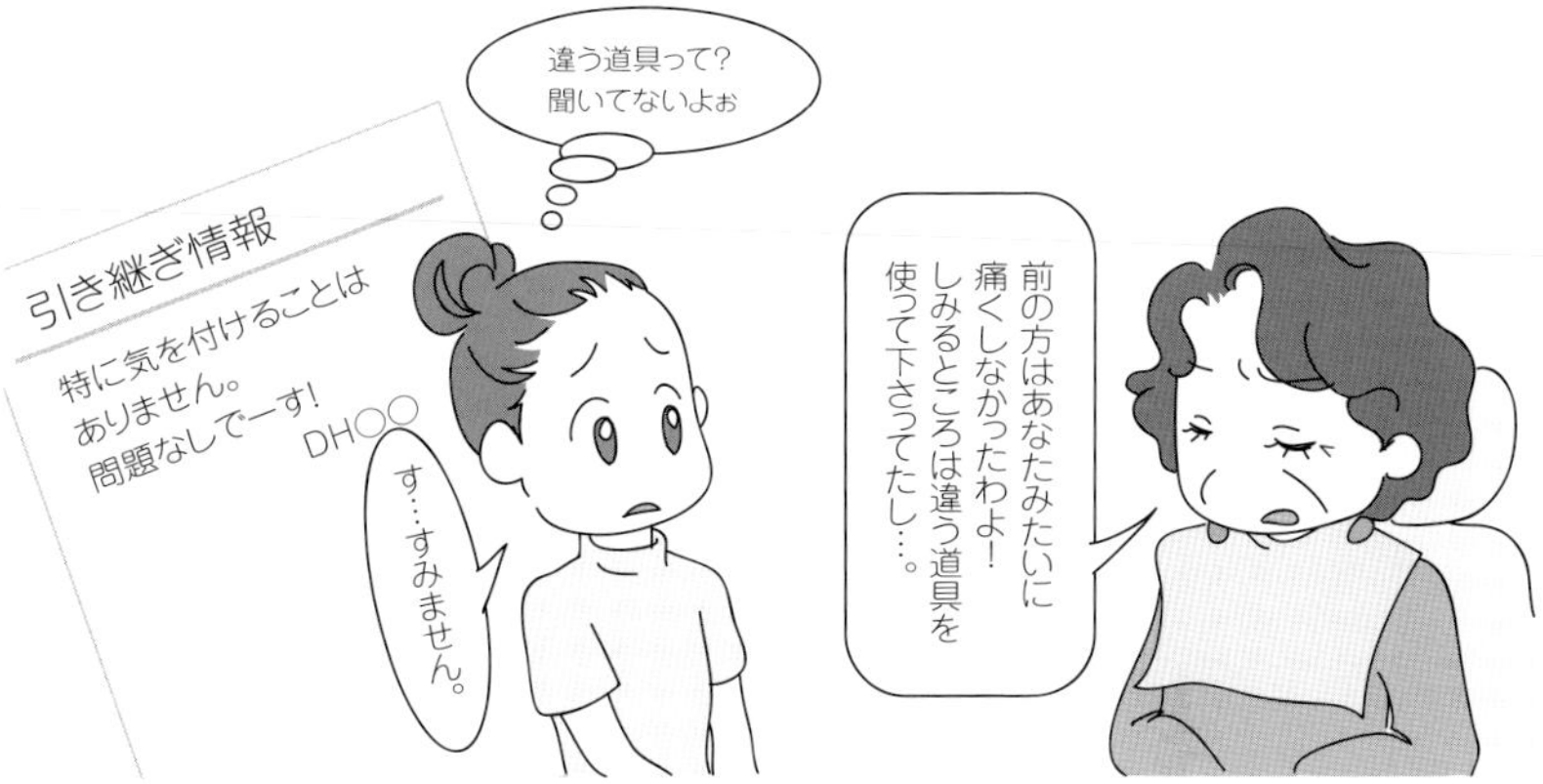
前の方はあなたみたいに痛くしなかったわよ！しみるところは違う道具を使って下さってたし…。
違う道具って？聞いてないよぉ
引き継ぎ情報
特に気を付けることはありません。問題なしでーす！
DH○○
す…すみません。

●そんなこと前任者から聞いてないよ〜。

田中　患者さんのツボにはまっているなにかを後任者が行わなくなったら、ほんの些細なことでも大きなサービスダウンにつながってしまうんですよね。

河野　それ以来、プログラムをカスタマイズしたら、必ず歯科衛生士カルテにすべて内容を記載するように徹底しました。記録することの大切さを本当に実感しましたね。

杉山　歯科衛生士カルテや前任者からの情報の質が高ければ高いほど、引き継ぎはスムーズになりますよね。今度育休から復帰する歯科衛生士は、たぶんパートとしての復帰となるのでほとんどの患者さんは引き継がなければならなくなると思うのですが、七〇〇名の担当患者さんのうち過去一年間に来院した患者さんの全カ

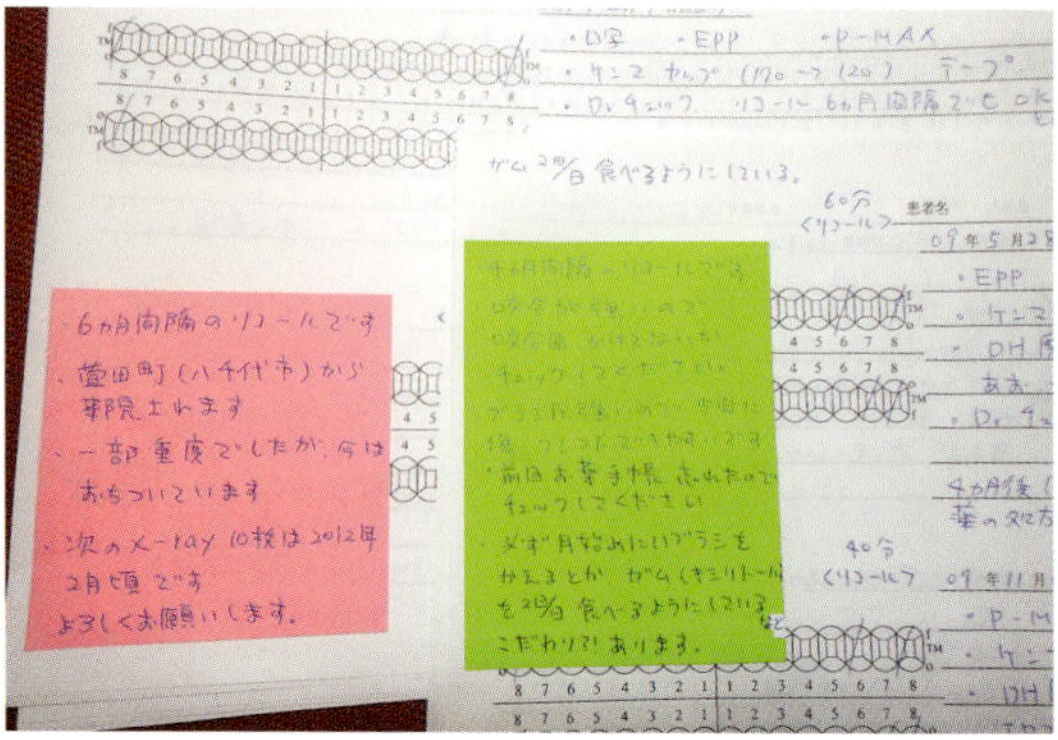

●杉山歯科で引き継ぎ時の資料として前任者が用意した患者情報。サブカルテの情報に加え、前任者がいつも気にしていることを付箋にメモし、貼布している。

ルテを出して、一人ずつ治療内容から性格まで書き出してくれたんです。これがあるのとないのでは、まったく違います。

齋藤　さいとう歯科でも歯科衛生士カルテは引き継ぎ時の重要なデータとして位置づけていて、積極的に記入するように働きかけているのですが、実際に前任者の歯科衛生士カルテを読んでみたら、日本語になっていなかった（笑）。しっかり記入しているようなんですが、「院長、これなんて書いてあるんですか？」ってことがたくさんありました。いくら書いてあっても、これじゃだめだな、って（笑）

杉山　学生のころに、「誰が読んでもわかるようにカルテは記載すること」って必ず習うはずなのですが、日ごろ忙しいとけっこう自分本位なカルテを書きがちになるので、意識して書くように歯科衛生士共々徹底する必要がありますね。

【ヘルスケア型診療を支える筆者推薦図書】

●熊谷崇、熊谷ふじ子、ダグラス・ブラッタール、藤木省三、岡賢二・著『クリニカルカリオロジー』東京・医歯薬出版・1996年

●熊谷崇、藤木省三、岡賢二、熊谷ふじ子・編著／村松いづみ、菅野宏、太田久美、冨塚久美、伊藤中、小口道生、小川敦子、佐藤田枝・著『デンタルハイジーン別冊　わかる！できる！実践カリオロジー』東京・医歯薬出版・1999年

●熊谷崇、岡賢二、藤木省三、熊谷ふじ子・編著／伊藤中、菅野宏、太田久美、冨塚久美、小口道生、小川敦子、佐藤田枝・著『デンタルハイジーン別冊　わかる！できる！　実践ペリオドントロジー』東京・医歯薬出版・1999年

●伊藤公一・監修／土屋和子・村上恵子・安生朝子・編集『歯科衛生士別冊　ワンランクアップPMTC』東京・クインテッセンス出版・2001年

●河野正清・編著『予防歯科の採算フロー　ヘルスケア歯科マネジメント』東京・デンタルダイヤモンド・2005年

●沼部幸博・監修／伊藤弘、藤橋弘、安生朝子、長谷ますみ、田島菜穂子、風見健一・著『新人歯科衛生士のためのペリオドンタルインスツルメンテーション』東京・クインテッセンス出版・2008年

●中野予防歯科研修会・監修／飯田しのぶ、山口志穂・著『だれでもバッチリ撮れる！　口腔内写真撮影』東京・クインテッセンス出版・2008年

●熊谷崇、鈴木昇一・監修『(DVD)一人で撮る口腔内写真の撮り方』埼玉・サンフォート

●水木さとみ・著『マンガで学べるパワーアップ！　デンタル・コミュニケーション』東京・クインテッセンス出版・2008年

●石原美樹、小牧令二・著『しっかり測定できる！　歯周組織検査パーフェクトブック』東京・クインテッセンス出版・2008年

【資料協力】

株式会社プラネット　岐阜県多治見市太平町6・63・1　http://dentalx.jp/

付録・ヘルスケア型診療の成果

【本当にヘルスケア型診療は歯を守れるのか？】

ヘルスケア型診療を行うとどのような成果がでるのでしょうか？　これは誰もが知りたいことの一つだと思います。とくに次の三点については、強い関心があることでしょう。

一、メインテナンスを継続した成人は、どれくらいの歯の喪失になるのだろうか？
二、定期的に来院する子どもの場合は、どの程度のＤＭＦ歯の増加になるのだろうか？
三、メインテナンスを受けない人よりもいい状態といえるのだろうか？

これらを確認するためには、ある医院（医院グループ）で、同じ程度のリスクの人をくじ引きなどでランダムに二つのグループに分け、一方はメインテナンスを行い、もう片方は主訴があったときだけ治療するというような方法（ランダム化臨床試験）で、五年後、一〇年後を調査することができればわかります。とはいえ、このような調査研究を行うことは、倫理的に現在の日本の開業医では許されません。

しかし、ランダム化臨床試験のような科学的に厳密な結果を確認することは不可能ですが、医院の臨床記録が、特定の人だけでなくほぼ全員の記録を行う方式できちんと揃っていれば、過去の記録をさかのぼって調べることで、「おおよその臨床傾向を知る」ことは可能です。

【ヘルスケア歯科学会（研究会）の調査報告に見る成果】

そこでわたしたちのヘルスケア歯科学会では、二〇〇六年にこれらについて大規模な調査を行い、二〇〇七年二月発行の日本ヘルスケア歯科研究会会誌にその調査結果を報告しました（**参考文献①**）。ここでは、そのなかから一部だけ紹介します。

一、メインテナンスを継続した成人は、どれくらいの歯の喪失になるのだろうか？
――二一四ページ**表①**「成人のメインテナンス期間中の喪失本数」参照。

二、定期的に来院する子どもの場合は、どの程度のＤＭＦ歯の増加になるのだろうか？
――二一五ページ**図①**「定期・不定期来院の子どものＤＭＦ歯数の増加」参照

ヘルスケア型診療の成果

表① 成人のメインテナンス期間中の喪失本数（メインテナンス期間：5年以上10年未満）[①]

最終リコール時の年齢層	40～49歳	50～59歳	60～69歳	70歳以上
件数（人）	416	695	732	528
初診時DMFT数（平均）	16.27 ± 5.767	17.12 ± 6.034	18.15 ± 6.752	20.17 ± 6.460
初診時残存歯数（平均）	26.86 ± 2.267	25.03 ± 3.949	23.70 ± 5.026	20.13 ± 6.869
初診時歯周病進行度（平均）	1.01 ± 0.673	1.39 ± 0.780	1.59 ± 0.785	1.75 ± 0.689
初期治療終了時残存歯数（平均）	26.65 ± 2.476	24.63 ± 4.195	23.04 ± 5.440	19.30 ± 7.040
最新残存歯数（平均）	26.48 ± 2.624	24.13 ± 4.712	22.23 ± 6.086	18.39 ± 7.257
喪失歯数（平均）	0.17 ± 0.600	0.50 ± 1.303	0.81 ± 1.517	0.91 ± 1.400
メインテナンス期間（平均）	6.57 ± 1.156	7.09 ± 1.397	7.03 ± 1.372	7.05 ± 1.317
10年あたりの喪失歯数（平均）	0.29 ± 0.966	0.72 ± 2.007	1.14 ± 2.118	1.26 ± 1.901
最終リコール時年齢（平均）	44.74 ± 2.476	55.02 ± 2.788	64.55 ± 2.723	75.15 ± 4.291

図①　定期・不定期来院の子どものDMF歯数の増加[①]

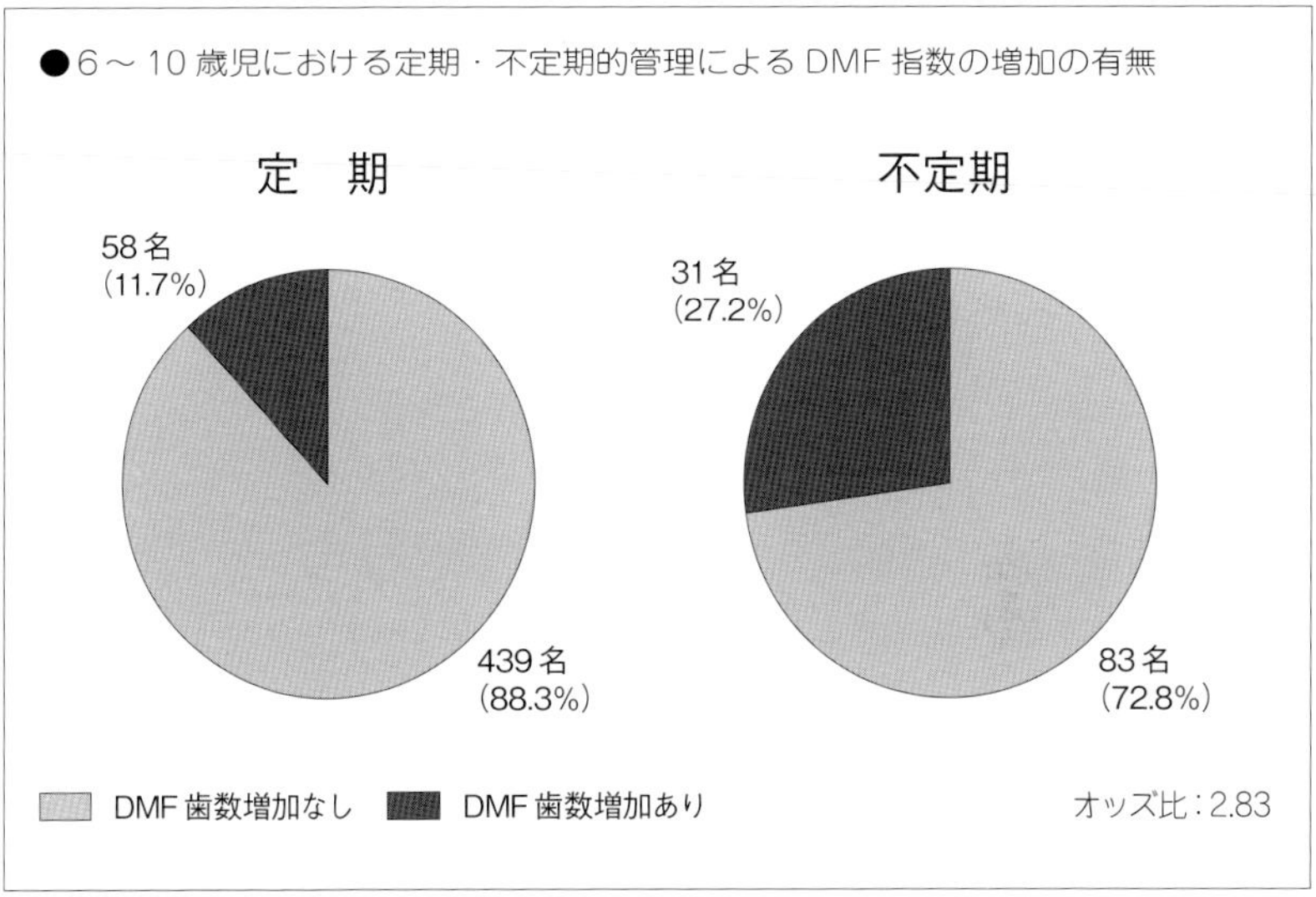

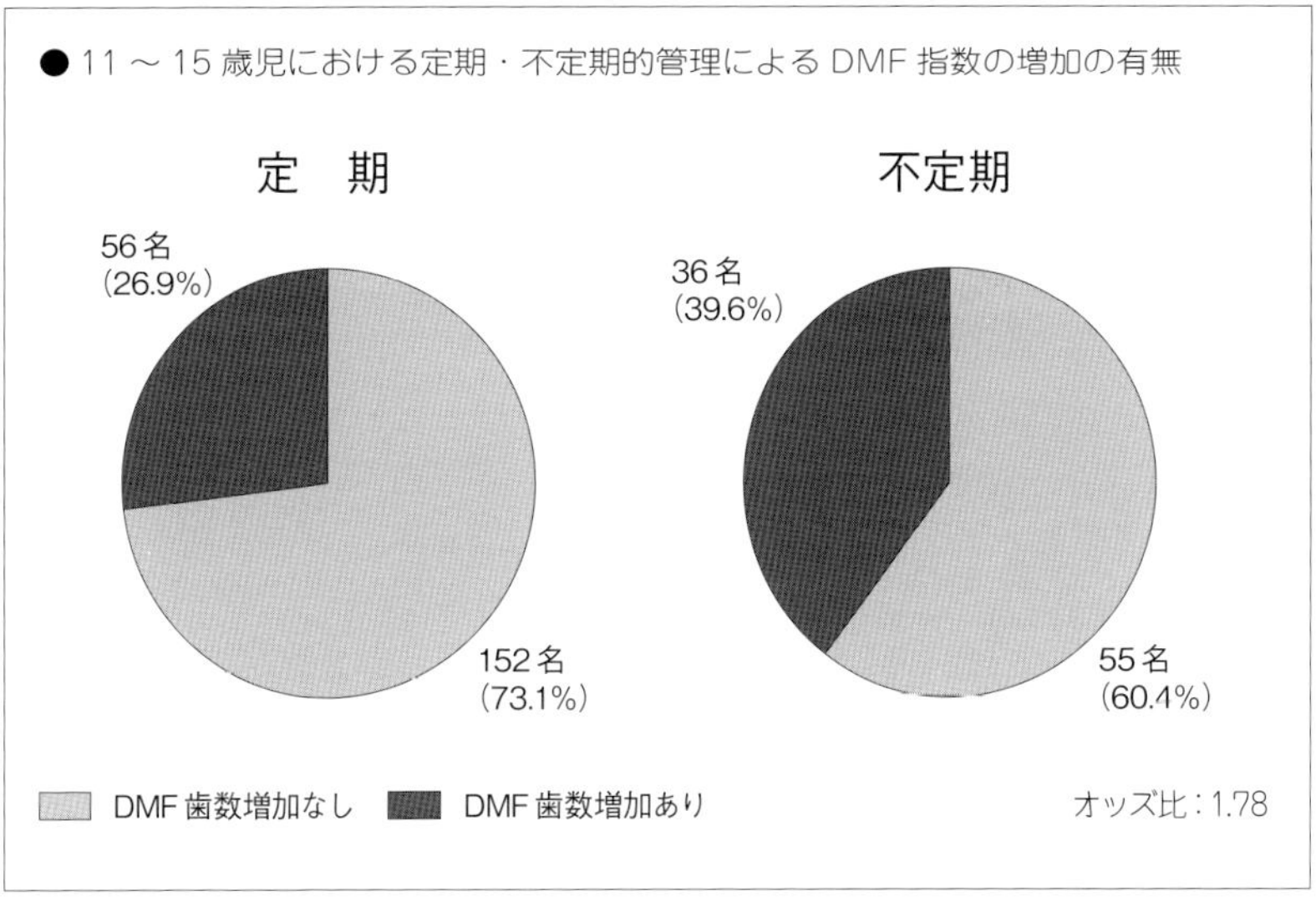

ヘルスケア型診療の成果

- メインテナンス期間５年以上 10 年未満の、40 歳から 70 歳以上の各年齢層の 10 年あたりの喪失歯数の合計は 3.41 本。

↓

- 40 歳以上 50 歳未満の年齢層での初診時残存歯数の平均は 26.86 歯。

↓

- 40 歳以上 50 歳未満の年齢層の平均年齢は 44.74 歳。

↓

- 平均メインテナンス期間は6.57年。つまりメインテナンス開始は38.17歳。

↓

- すなわち、**30 代後半からメインテナンスを行って 75 歳ぐらいまでメインテナンスを継続すると、残存歯数は 27 − 3.5=23.5 本**となる。

図②　30代後半からメインテナンスを継続した成人の75歳時の残存歯数（推測）

なお、「三、メインテナンスを受けない人よりもいい状態といえるのだろうか？」については、比較する対象がありませんが、厚生労働省が行っている歯科疾患実態調査の年代別残存歯数と比較してみると（本来は断面調査なので比較できませんが）効果があるように推測できます。また、「一、メインテナンスを継続した成人は、どれくらいの歯の喪失になるのだろうか？」の調査結果（二一四ページ表①）から、図②のように推測されます。

【医院の成果を知るためにも、臨床記録をデータベース化しよう】

このように、メインテナンスを継続することによって口腔の健康が維持されることがわかります。ただし、各医院のメインテナンス継続者は、五八ページに示したように初診来院者の一部の患者さんのデータであることも理解しておく必要があります。

メインテナンスの臨床研究に関しては、海外では有名なアクセルソンの長期間の臨床研究があります（**参考文献②**）。これは英文ですが、機会があれば読んでみてください。

ヘルスケア型診療にシステムを変えたら、臨床記録をきちんとデータベースに記録して、自分の医院の成果を確認してみてください。少し時間がかかりますが、自分の医院の結果を知ると、患者さんに対してより自信をもって説明をすることができるようになります。これは一緒に仕事をしているスタッフにも同様で、「長期的に医院の質の向上をはかること」「それを継続することの意義」を共有できるようになると思います。

杉山精一

参考文献

①杉山精一、藤木省三「Ｄｏプロジェクト調査報告」日本ヘルスケア歯科研究会誌 ２００６年・８（１）・Ｐ３０～５０

②Axelsson P, Nyström B, Lindhe J. The long-term effect of a plaque control program on tooth mortality, caries and periodontal disease in adults. Results after 30 years of maintenance. J Clin Periodontol 2004; 31(9): 749-757.

ヘルスケア型診療の成果

おわりに

「私はむし歯で苦労しました。この子はなんとか歯で苦労しないようにしたいので、先生、なにかいい方法はありませんか？」

多くの保護者からこのようなお願いをされました。それから一六年が経過して、定期的に来院してくれれば保護者のこの願いをほぼ実現できるようになりました。一〇年以上にわたって来院した子どもたちが、「お口の健康の重要性を理解してセルフケを行い、歯科医院でプロフェショナルケアを受ける」成人に次々と育っています。二〇歳になった記念に、本人を真ん中に歯科衛生士と私で記念写真を撮ることが、なによりの楽しみになりました。

定期的にメインテナンスに来院されるのは、子どもだけではありません。多くの成人、高齢のかたも来院されています。先日、八〇歳になるご婦人が「先生、衛生士さん、いつまでも元気でいてくださいよ。私は一〇〇歳まで生きますから、きちんとケアしてくださいね。」と話されました。私も担当歯科衛生士も五二歳、あと二〇年ケアすると私たちは七二歳！　思わず自分の歳を計算してびっくりし、このような患者さんの期待に応えることは大変なことだと顔を見合わせました。

歯科医療は、妊娠中から人生の終わりまで、生涯にわたってお付き合いできる可能性のある魅力的な医療です。私は、医院のシステムを変更してからようやくこのことに気づきました。もしも一六年前に決心をしないで、相変わらず主訴対応型の診療を行っていたら、このような歯科本来の楽しさと出会えることができなかったと思います。本当に一六年前に決心してよかったと思います。

残念ながら本書には、「決心する方法」は書かれていません。それは、皆さん自身で考えてください。しかし、決心した後に直面するさまざまな問題は、つつみ隠さずに語り会って本にしました。それぞれの医院がおかれている状況はすべて違いますから、そのまま真似をすれば実現できるわけではありませんが、「どう考えるか、何を目標に考えるか」など、問題解決の核心ともいうべきことが語られていますので、そこから自分の医院にあてはまる解決策を、きっと見つけることができると思います。

本書のために作業したすべての人に共通の願いは、予防を基本としたメインテナンスができる歯科医院が、早く数多くできて欲しいということです。日本中どこに行っても、快適で質の高いこのような歯科医療が受けられる時代が到来することを願っています。

杉山精一

おわりに

長期メインテナンスに強い歯科医院の院長が説く
患者さんと長く付き合いできる歯科医院づくりのノウハウ28

2011年7月10日　第1版第1刷発行

著　　者　河野《かわの》　正清《まさきよ》／杉山《すぎやま》　精一《せいいち》／田中《たなか》　正大《まさひろ》／
齋藤《さいとう》　健《たけし》／川嶋《かわしま》　剛《たけし》

発 行 人　佐々木一高

発 行 所　クインテッセンス出版株式会社
東京都文京区本郷3丁目2番6号　〒113-0033
クイントハウスビル　電話(03)5842-2270(代　表)
(03)5842-2272(営業部)
(03)5842-2279(編集部)
web page address　http://www.quint-j.co.jp/

印刷・製本　サン美術印刷株式会社

ISBN978-4-7812-0209-9　C3047

定価はカバーに表示してあります